Susanne Berger

ICH
AUF DEM WEG ZU MIR

Geschichten der Selbstfindung

Hinweise

Dieses Buch informiert über die Anwendung des kinesiologischen Muskeltests, der Klopftechnik und der Aufstellungsarbeit. Wer diese Methoden anwendet, tut dies in eigener Verantwortung. Die Informationen in diesem Buch ersetzen weder ärztlichen Rat noch ärztliche Hilfe. Die Autorin übernimmt keinerlei Haftung für Schäden, die sich eventuell aus dem Gebrauch oder Missbrauch der in diesem Werk erläuterten Methoden ergeben könnten und beabsichtigt auch nicht individuelle Diagnosen zu stellen.

Impressum

©2017 Susanne Berger
PRAXIS BERGER
A-2020 Schöngrabern 172

www.praxisberger.at

www.youtube.com/channel/UCtz9whj6b8TL0vN8F2kxpIQ

Text: Susanne Berger
Covergestaltung, Layout: Nikolaus Eberstaller
Skulptur: Maria-Luise Bodirsky
Satz: ebokks.de, Hildesheim
ISBN 978-3-9504507-1-2
1. Auflage 2017

gewidmet

Lisa, Felix und Mathea

Ihr seid mein größtes Geschenk und
meine allergrößten Lehrmeister

WORTE, DIE THERAPIE BESCHREIBEN

Ich wage es,
meine Gefühle zuzugeben,
nicht über ihnen zu stehen,
sondern berührbar und verletzbar zu sein.

Ich will Worte finden für das, was ich spüre.

Du sollst von meiner Angst wissen,
aber auch von meinem Mut.

Du sollst meine Unsicherheit spüren,
aber auch meine Festigkeit.

Du sollst mich sehen, wie ich schwimme, krieche und fliege.

Ich will meine Gefühle bewusst erleben und dann entscheiden,
wie ich mit ihnen umgehen will.

Ich will sie nicht verdrängen,
noch mich von ihnen beherrschen lassen.

(Ulrich Schaffer)

Inhaltsverzeichnis

Vorwort	11
Dank	13
Geschichtenerzähler	14
Wie kam es zu diesem Buch?	16
Wenn der Körper Signale gibt …	18
Werkzeugkiste	25
Die Kinesiologie	26
Die Aufstellungsarbeit	31
Die Klopftechnik	41
Wunder geschehen	43
Praxisbeispiele	
Anni und ihr Krebs	44
Der Krankheitsgewinn	51
Krankheit als Waffe oder als Schutz	51
Die unsichtbare Chefin	52
Bettnässen	57
Marlies und Florian – kurz und schmerzlos (Bettnässen 1)	57
Melanie und die Liebe zum Papa (Bettnässen 2)	60
Pauli und sein Ass im Ärmel (Bettnässen 3)	66
Mama, ich beschütze uns beide (Bettnässen 4)	76
Ich seh ich seh, was du nicht sagst (Bettnässen 5)	85

Das aufgeschobene Vorstellungsgespräch	91
Nelson Mandelas Antrittsrede	99
Die Schatten der Vergangenheit	101
Durch meine Schuld – durch meine Schuld – durch meine große Schuld	108
Marcel lässt sich nicht abstillen	113
Gelassenheitsgebet	120
Leopold und die Beförderung	121
Die Geschichte von den zwei Wölfen	130
Karin und der tote „Müller-Opa"	132
Robert, Kerstin und die Leere	141
Zum Trösten geboren …	149
Mit dem Kopf durch die Wand	149
Geburt	153
Kaiserschnitt	155
Fruchtwasseruntersuchung	157
Prägungen in der Schwangerschaft	159
Erfahrungen rund um die Geburt	160
Nabelschnurumschlingung, Zangengeburt	162
Zusammenhang Geburt und Hausübung	164
Der mysteriöse Ausschlag	165
Wie ein Getriebener – Immer auf der Suche	169
Der verlorene Zwilling	176
Julia und der Seitensprung ihres Mannes	180
Der lästige Harndrang und das Innere Kind	186
Inneres Kind	193
Mögliche Glaubensprogramme des Inneren Kindes	194
Klare Regeln im Umgang mit unserem Inneren Kind	198
Liedtext: „Ich wollte nie erwachsen sein"	199
Liedtext: „Steh auf"	200

Alles wird ein wenig einfacher,
sobald man es laut ausgesprochen hat   202

Du bringst mich noch ins Grab   205
Sein oder Nichtsein   219
Ich – mein stärkster Gegner   230
Augen zu und durch   233
Oliver, der Wanderpokal   240
Clarissa und der Vertrauensbruch   248
Vertrauen ist gut, Kontrolle ist besser   252
Wenn der Vater mit dem Sohne …   258
Doris und die Schmerzen des Vaters   266
Hilfe zur Selbsthilfe   276
Fang bei dir selbst an   279

Übungen
Übung zur Aufstellungsarbeit   281
Übung zum Stresslöschen   284
Fragen an Dein Inneres Kind   288
Energieräuberübung   293
Thymus-Klopfen-Übung   299

Worte von Klienten   301

Trefferliste   309

VORWORT

Im Dialog treten wir in Verbindung zueinander
zum Austausch unseres Tuns.
In der Stille – und im Dialog mit uns –
kommen wir zu uns selbst.
Besonders diese Erfahrungen brauchen
wir im Rhythmus unserer Lebendigkeit,
sie tun uns so gut!

Die Einladung für einen Impuls zu diesem Buch,
soll darin seinen Sinn finden.

Susanne Berger erzählte mir vom Inhalt ihres Werkes
und zeigte mir die dazu vorgesehene Cover-Skulptur im
künstlerischen Ausdruck „Mensch".

Davon spontan beeindruckt,
empfand ich spirituell entsprechenden Raum und Zeit
„s**ICH** selbst zu entdecken"

Erfahren wir doch bitte den Anstoß uns zu bewegen,
ja, zu öffnen,
für eine Entdeckung, um unser Leben
in Einklang zu bringen.

Wir dürfen von einem Spürsinn reden, um zur eigenen Mitte
zurückzukehren.

Oder weit gedacht und gewagt dabei zu fragen,
ob wir auch Verlorenes wiederfinden wollen?

Susanne Berger

Warum lassen wir die Maske der Vorsicht und des Schutzes
nicht fallen, sich liebevoll fragend:

Wer bist Du Mensch?

Auf welche Geschichten stoßen wir, um zu antworten:
und dennoch, wie gut, dass es uns gibt!

Sebastian Kreit
O.Praem, Stift Geras,
Pfarrer, spiritueller Begleiter im Fastenzentrum Kloster
Pernegg/NÖ, langjähriger Freund, Wegbegleiter und
Herzensmensch

DANK

Ganz besonderer Dank gilt meinem Mann Franz.
Du hast mir immer Rückhalt gegeben und mich bei all meinen Vorhaben bedingungslos unterstützt.
Ich weiß, ich habe Dir einiges abverlangt ☺

Danke an Lisa, Felix und Mathea, dass ihr mich so liebevoll motiviert habt, dran zu bleiben und immer an mich geglaubt habt.

Ein großes Dankeschön an meine Lektorinnen
Sandra Frank, Claudia Schall und Sabine Bauer für Eure Zeit und die wertvollen Impulse.

Meinen Dank richte ich besonders an jene Menschen, die ich auf ihrem individuellen Weg begleiten durfte und die mit jeder Begegnung bereit waren, ein Stück mehr von sich bewusst zu machen und zu heilen.

Zu Wahrung der Privatsphäre dieser Menschen wurden Namen und unwesentliche Details in diesen Geschichten verändert.

Aus Gründen der besseren Lesbarkeit habe ich auf eine geschlechtsspezifische (Gender-) Schreibweise verzichtet. Die gewählte männliche Form ist also geschlechtsneutral zu verstehen. Weiters habe ich statt der SIE, die DU-Form gewählt.

In Dir muss brennen,
was Du in anderen entzünden willst.
(Augustinus)

Susanne Berger

GESCHICHTENERZÄHLER

Grundsätzlich ist es die Aufgabe von Geschichtenerzählern, die Erfahrungen älterer Generationen den Jüngeren ins Gedächtnis zu rufen. Oft erzählen sie Parabeln, die den Leser zum Nachdenken bringen sowie zum Erkennen der Zusammenhänge zu seinem eigenen Leben.

In vielen Kulturen erfüllen Geschichtenerzähler darüber hinaus rituelle und religiöse Aufgaben. Im therapeutischen Bereich wird Geschichtenerzählen auch als „Heilmethode" angewandt, da diese Geschichten auf mehreren Ebenen heilenden Charakter haben.

Durch das Erzählen findet sich der Zuhörer oft selbst wieder und kann dadurch mögliche Rückschlüsse und Erkenntnisse für sein eigenes Leben ziehen.

Ich liebe es,
Geschichten zu erzählen:

Geschichten,
die jeder Klient erzählt.
Geschichten,
die jeder Körper erzählt.
Geschichten,
die jedes Symptom erzählt.
Geschichten,
die jeder Schmerz erzählt.
Geschichten,
die jede Träne erzählt.

Geschichten,
die Mut machen und Hoffnung schenken.
Geschichten,
die erkennen lassen,
dass wir mit unserem Problem nicht alleine sind.
Geschichten,
die zeigen,
dass
und wie Lösung möglich sein kann.

Susanne Berger

*Kindern erzählt man Geschichten,
damit sie einschlafen.
Erwachsenen,
damit sie aufwachen.*

WIE KAM ES ZU DIESEM BUCH?

Der Wunsch ein Buch zu schreiben besteht bereits seit meiner Kindheit. Schnell fand ich Einwände: ein Buch willst Du schreiben? Mach Dich nicht so wichtig. Bist Du überhaupt kreativ genug? Ab wann gilt man eigentlich als kreativ? Erst dann, wenn man für seine Texte hochdotierte Auszeichnungen bekommt oder gar einen Bestseller aus dem Ärmel schüttelt?

Dr. Manfred Greisinger schrieb in einem seiner Bücher von einem Dialog mit seiner Mutter.

Mutter: „Schön, dass Du das Talent des Schreibens hast."
Sohn: „Ich weiß nicht, ob ich das Talent habe, ich tue es einfach."

Dieser Satz war es, der mich darin bestärkte, es auch „einfach zu TUN". Es sind oft kleine Impulse, die ganz Großes in uns bewirken können.

Die größte Herausforderung dabei, war das vertraute Thema der Perfektion. Über Wochen eingetippte Kapitel löschte ich binnen Sekunden wieder. Ich hatte das Gefühl, mich auf einer Reise zu befinden, deren Ziel immer weniger greifbar wurde.

Die Skulptur am Cover hatte ich schon vor Jahren entdeckt. Sie steht für mich bezeichnend für den Vorgang der Wandlung. Die äußere Maske bricht auf und dadurch kann unser wahres ICH zum Vorschein kommen. Das dunkle Blau symbolisiert unser Unbewusstes, Verdrängtes und tief Verborgenes.

Meine Bedenken, dass der Hintergrund zu dunkel sei, räumte der dafür zuständige Künstler Nikolaus Eberstaller mit folgenden Worten aus dem Weg:

„Selbstfindung ist kein Ponyhofurlaub. Niemand macht sich voller Heiterkeit auf den Weg zu sich selbst. Wer dieses Buch liest, ist nicht am Ende der Erleuchtung, sondern irgendwo am Weg."

Mir wurde klar, dass ich bezüglich des Buchschreibens, auch nicht am Ende sondern am Anfang des Weges bin.

Ein Weg entsteht, wenn man ihn geht.
(Konfuzius)

Wenn der Körper Signale gibt …

Es beginnt oft ganz leise, vergleichbar mit einem zarten, feinen Impuls.

Möglicherweise in Form eines Stechens in der Schulter oder im Bauch. Diese feinen Signale, die sich in unserem Körper bemerkbar machen, beschränken sich nicht nur auf körperliche, sondern auch auf emotionale Bereiche:

Zum Beispiel dieser Druck im Magen, den wir jedes Mal verspüren, bevor wir ein wichtiges Gespräch führen oder eine Entscheidung zu treffen haben.

Was tun wir, wenn sich diese Signale in unserem Körper melden?

Wir überhören oder unterdrücken sie, weil keine Zeit, kein Raum dafür ist. Doch die Signale sind hartnäckig und werden lauter und lauter. Dieses Stechen in der Schulter meldet sich nicht nur wöchentlich, sondern bereits täglich und dieser Druck in der Magengegend steht uns bereits bis zum Hals.

Je lauter die Signale werden, umso größer wird auch unsere Angst, weil wir uns fragen:

„Was ist los mit mir?"

„Warum funktioniere ich nicht mehr?"

und noch viel schlimmer…

„Was passiert,
wenn die anderen bemerken, dass ich nicht mehr
funktioniere?"

Es geschieht im Vorfeld oft ganz, ganz viel an solchen Impulsen, bevor wirklich etwas passiert:

Möglicherweise ein Schicksalsschlag, möglicherweise eine schwere Krankheit, die wir nicht mehr abschütteln können, sondern die uns für Wochen oder gar Monate zur Ruhe und Einkehr zwingt – und dann – geht gar nichts mehr.

„Geh Du vor",
sagt die Seele zum Körper,
„auf mich hört er nicht, vielleicht hört er auf Dich."

„Ich werde krank werden,
dann wird er Zeit für Dich haben",
sagt der Körper zur Seele.

(Ulrich Schaffer)

Genau hier setzt unsere Arbeit an, die Signale des Körpers zu übersetzen und zu deuten. Diese Signale sind oft Zeichen dafür, dass irgendetwas im Leben nicht in Ordnung ist, nicht stimmt, wir nicht mehr im Einklang mit uns SELBST sind. Jede wahrgenommene Störung des Wohlbefindens ist ernst zu nehmen. Seien es Schmerzen, für die es organische Gründe gibt, oder nicht.

Dr. Ilse Kutschera beschreibt die Charakteristik von Symptomen wie folgt:

„Die Steuerzentrale für Schmerzen jeglicher Ursachen ist unser Gehirn. Egal, ob der Kopfschmerz organisch oder psychisch bedingt ist – der Schmerz wird über die Nerven transportiert und im Gehirn wahrgenommen."

<u>Der Körper beginnt zu schreien,</u>
<u>wenn seelische Bedürfnisse ignoriert werden.</u>

Ich lade Dich ein, aus dem Standby-Modus („Es ist halt so") in den Frage-Modus zu wechseln und einen Blick hinter die Kulissen zu werfen:

<u>Was könnte der Grund dafür sein?</u>
<u>Was könnte es mit Dir zu tun haben?</u>
<u>Warum Du?</u>
<u>Warum gerade jetzt?</u>

Hier geht es vor allem auch darum, sich für das Zusammenspiel von Körper und Seele zu öffnen und ein übergeordnetes Verständnis davon zu entwickeln, wie Bewusstwerdung und dadurch „Heilung" möglich ist.

Für jedes Symptom, jede Blockade kann eine Ursache, ein Sinn dahinter gefunden werden. Dieser Sinn ist jedoch nicht allgemein gültig, sondern ist immer auf die jeweilige Person bezogen und entsteht abhängig von Situation und Umfeld eines jeden Menschen.

Nehmen wir das Symptom <u>Kopfschmerz</u>:
Man kann nicht immer global sagen, Kopfschmerzen bedeuten, dass Du Dir zu viel den Kopf zerbrichst. Vielmehr können Kopfschmerzen ganz verschiedene Hintergründe haben. Je nachdem unter welchen Bedingungen dieser Mensch die Kopfschmerzen hat (in der Arbeit, zu Hause, immer wenn er mit dem Partner streitet) und welche Auswirkungen für ihn durch dieses Symptom entstehen (muss dann eine Arbeitspause einlegen, muss sich hinlegen, kann sich zurückziehen etc.).

Wir nehmen 6 Personen deren Kopfschmerzen ärztlich abgeklärt sind.

Bei der 1. Person zeigt sich mittels kinesiologischer Austestung, dass die Person eine Blockade im Halswirbelbereich hat. Ich empfehle dieser Person einen Körpertherapeuten aufzusuchen. Hier gibt es verschiedene Richtungen: Craniosacraltherapie, Massage, Shiatsu, Osteopathie etc.

Diese 1. Person nimmt die Hilfe eines Craniosacraltherapeuten in Anspruch und bereits nach zwei Sitzungen ist die Ursache, die Blockade im Bewegungsapparat, behoben und somit auch der Kopfschmerz verschwunden.

Voller Freude berichtet Person 1 den weiteren Personen davon. Diese suchen ebenfalls den Craniosacraltherapeuten auf, einmal, zweimal, dreimal, viermal …

Es tut allen 5 Personen gut, die Kopfschmerzen jedoch bleiben bei allen 5 unverändert!

Warum hilft diese Art der Therapie der 1. Person, jedoch nicht den anderen 5 Personen?

Weil, möglicherweise, die URSACHE ihres Kopfschmerzes eine ganz andere ist, als die der 1. Person.

Bei der 1. Person zeigt sich, dass die Kopfschmerzen körperbedingt sind, also mit einer Blockade des Bewegungsapparates zusammenhängen. Genau diese Blockade löste der Craniosacraltherapeut und somit wurde die Ursache gelöst.

KAUSALITÄT

Kausalität ist die Beziehung zwischen
URSACHE und WIRKUNG

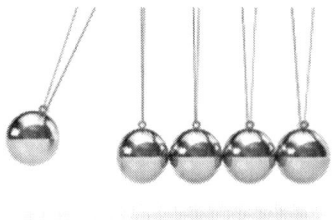

Keine URSACHE ohne WIRKUNG,
keine WIRKUNG ohne URSACHE.

URSACHE – Blockade im Bewegungsapparat
WIRKUNG – Kopfschmerz

Das heißt, es geht darum, sich auf die Suche nach den individuellen Auslösern, Ursachen der anderen 5 Personen zu machen, denn möglicherweise gibt es hier 5 völlig unterschiedliche URSACHEN für ein- und dieselbe WIRKUNG (Kopfschmerz).

Der Körper der 2. Person reagierte immer am Morgen mit Kopfschmerzen. URSACHE dafür war ein wahrliches Stromkraftwerk neben ihrem Bett: Radiowecker, Nachttischlampe, Verteilersteckdose und Handyladestation. Hier sprechen wir von Elektrosmog. Die Stromquelle wurde von ihrem Nachttisch ins Wohnzimmer verlegt und zusehends verbesserten sich die Kopfschmerzen von Person Nr. 2.

URSACHE – Elektrosmog
WIRKUNG – Kopfschmerz

Bei der 3. Person zeigte sich, dass ein übermäßiger Konsum von Kuhmilch in Form von Käse, Eis, Butter etc. das Wohlbefinden beeinträchtigte. Diese Information erhielt die 3. Person auch schon von einer TCM-Ärztin, mit der Empfehlung, für ein paar Monate eine Karenz von Kuhmilch einzuhalten. Person Nr. 3 ersetzte für einige Monate die Kuhmilch durch Sojamilch, Reis- und Mandelmilch. Neben der angenehmen Begleiterscheinung, dass die Verdauung sich verbesserte, verflüchtigten sich auch nach und nach die Kopfschmerzen.

URSACHE – zu viel an Milchprodukten
WIRKUNG – Kopfschmerz

Die 4. Person war sehr introvertiert und konnte nicht Nein sagen. Immer dann, wenn sie überfordert war und eigentlich Zeit für sich brauchte, traute sie es sich ihrem Umfeld nicht zu sagen. In einem Coaching Gespräch wurde die sogenannte „positive Absicht" eruiert. Ich stellte ihr die Frage, <u>was denn das Gute am Kopfschmerz sein könnte</u>.

Der Kopfschmerz war wie ein Bodyguard für diese Person. Immer dann, wenn der Kopfschmerz Stellung bezog, konnte sich diese Person Zeit für sich nehmen. Mit dem Kopfschmerz hatte sie sozusagen eine Ausrede bzw. einen Grund, warum sie Nein sagen „musste". Dann hatten auch alle Verständnis dafür. Diese Erkenntnis allein bringt vielen Menschen schon sehr viel. Natürlich hat jeder Mensch die Freiheit es weiterhin so handzuhaben, sprich das Symptom etc. vorzuschieben, um selbst nicht Nein sagen zu müssen oder vielmehr dahinter zu schauen, warum es denn so schwer fällt Nein zu sagen und was dem wiederum zugrunde liegt.

> URSACHE – kann nicht Nein sagen
> WIRKUNG – Kopfschmerz

Die 5. Person handelt möglicherweise tief unbewusst aufgrund ihrer Herkunft. Hier greife ich vor auf eines der nächsten Kapitel, die Aufstellungsarbeit. Diese Person hatte als Kind ihre Eltern immer wieder mit Schmerzen erlebt, waren es nicht die schweren Beine der Mutter oder ihre Magenschmerzen, dann waren es die Rückenschmerzen des Vaters. Der Schmerz ist für die Person Nr. 5 bereits in frühen Jahren zu einem Vertrauten geworden, teilweise zu einer Art Familienmitglied.

„Wir haben alle Schmerzen, das ist so bei uns in der Familie, wir sind so, wir gehören zusammen. Wenn ich keine Schmerzen habe, wo gehöre ich dann hin?"
Hier wird der Kopfschmerz als eine Art Zugehörigkeitsbeweis unbewusst festgehalten.

> URSACHE – Loyalität zum Familiensystem
> WIRKUNG – Kopfschmerz

Person Nr. 6 hatte in ihrer Jugendzeit, völlig übereilt aus Angst vor den Reaktionen der Eltern, ihr Kind abtreiben lassen. Oberflächlich sagt sie, dass sie es verarbeitet hat, doch ihr Unterbewusstsein vergisst dieses Kind nie. Tief unbewusst fühlt sie sich schuldig und bestraft sich mit Kopfschmerzen dafür.

> URSACHE – schlechtes Gewissen, sich schuldig fühlen
> WIRKUNG – Kopfschmerz

Wir haben somit bei nur 1 Wirkung (Kopfschmerz), 6 verschiedene Ursachen, Hintergründe.

Jede körperliche Störung gehört in Behandlung,
also in die Hände eines Mediziners.
Wer jedoch den Hintergrund,
die Botschaft seiner Beschwerden verstehen und auch lösen möchte,
der sollte sich einem Kinesiologen zuwenden.

(Dr. Elisabeth Fetty)

WERKZEUGKISTE

Jeder Mensch ist einzigartig,
so auch sein Anliegen und sein ganz persönlicher Zugang.

Jeder Handwerker hat seine individuelle Werkzeugkiste, mit der von ihm bestückten, nützlichen Ausrüstung. So haben auch wir in der Praxis Berger eine zusammengstellt, die aus folgenden Werkzeugen besteht:

- DER KINESIOLOGIE
- DER AUFSTELLUNGSARBEIT
- DER KLOPFTECHNIK

verbunden mit verschiedenenen Coachingelementen.

DIE KINESIOLOGIE

Der Muskeltest wurde bereits vor 2000 Jahren von Hippokrates verwendet, um neurologische Verletzungen an Soldaten zu diagnostizieren.
Die amerikanischen Chiropraktiker Dr. Goodheart und Dr. Beardall entwickelten schließlich die kinesiologischen Muskeltestverfahren, die heute in vielen Arztpraxen Einzug gehalten haben. Die kinesiologische Testmethode kann im Stehen, Sitzen oder Liegen erfolgen.

Basis der Psychokinesiologie, die von Dr. Dietrich Klinghardt entwickelt wurde, ist die Annahme, dass durch jedes traumatische Ereignis in unserem Unterbewusstsein negative und einschränkende Glaubenssätze entstehen, die dort ein Leben lang gespeichert werden.
Sätze, wie „ich bin schwach", „ich bin nicht liebenswert" etc. können unser tägliches Leben nachhaltig beeinflussen.
Je mehr einschränkende Glaubenssätze ein Mensch im Laufe seines Lebens angehäuft hat, desto eher sucht der Körper einen Ausweg in Form von chronischen, körperlichen Beschwerden, Schmerzzuständen aller Art oder Suchtverhalten.
Während einer psychokinesiologischen Sitzung hat der Behandelnde die Möglichkeit über den sogenannten Muskeltest einen Dialog mit dem Unterbewusstsein des Klienten zu führen und dabei verdrängte Ereignisse ans Licht zu bringen.

Durch das Wiedererinnern lösen sich aufgestaute Gefühle und Blockaden und werden anschließend durch spezielle Maßnahmen, wie z. B. die bereits erwähnte STIRN-HINTERHAUPT-HALTUNG (siehe im Kapitel ÜBUNGEN) entkoppelt. Unterstützend können Farbbrillen, Öle, Klänge und Klopftechniken zur Stimulation der Meridiane eingesetzt werden.

Das kinesiologische Testen kann sowohl im STEHEN als auch im LIEGEN erfolgen. Ich bevorzuge in meiner Arbeit das Testen im LIEGEN, da es für den Klienten angenehmer ist und für mich persönlich einfacher und klarer zu testen.

Der kinesiologische Muskeltest

Unter kinesiologischem Muskeltest versteht man ein körpereigenes Rückmeldesystem des Körpers, ähnlich eines Feedbackgerätes.

Kurz und einfach erklärt:
Jede Erfahrung in unserem Leben, ob angenehm oder nicht, hinterlässt Spuren in unserem Körper und wird in unseren Zellen gespeichert. Selbst viele Jahre danach wird durch den bloßen Gedanken an eine bestimme Person, Situation oder das Wahrnehmen eines bestimmten Geruches binnen Sekunden die damalige Situation in uns abgerufen und die damit verbundenen Gefühle reaktiviert.

Beispiel 1
Maria litt als Kind unter den Wutausbrüchen ihres Vaters. Ihr kleiner Körper zitterte jedes Mal vor Angst, wenn der Vater laut wurde. Jahrzehnte später wird Marias cholerischer Chef laut – schlagartig beginnt der Körper der 50- jährigen Maria zu zittern und die damalige Angst der kleinen Maria kommt hoch.

Beispiel 2
Der kleine Josef verbrachte drei Jahre in einem Internat. Er war dort Außenseiter und es war eine schlimme Zeit für ihn. Im Innenhof des Internats wurde Majoran angebaut und auch bei Speisen in der Schulküche verwendet.
Nimmt der bereits erwachsene Josef 30 Jahre später, diesen Ge-

ruch von Majoran in einem Essen oder bei Freunden im Garten wahr, breitet sich sofort ein mulmiges, unsicheres Gefühl in Josefs Magengegend aus. Sein Körper verbindet den Geruch von Majoran mit der Zeit im Internat und den damaligen Erfahrungen. Auch sein Körper erinnert sich.

<u>Beispiel 3</u>
Marlene liebte es, die Ferien mit ihren Eltern und Geschwistern im Ferienhaus am See zu verbringen.
Die Eltern hatten das ganze Jahr über nie Zeit, doch die drei Wochen Ferien gehörten nur der Familie. Das war die schönste Zeit für Marlene. Es wurde gemeinsam gespielt, gelacht und jeden Abend Kakao getrunken.
25 Jahre später, erzählt Marlene, dass sie nur an das Ferienhaus denken muss, oder alleine das Betrachten der alten Urlaubsfotos sofort ein Wohlgefühl in ihr auslöst. Wenn sie viel zu tun hat oder sich alleine fühlt, genehmigt sie sich eine Tasse Kakao, denn auch das ist eine wohltuende Erinnerung, die ihr sofort ein gutes Gefühl der damaligen Geborgenheit vermittelt.

Was will ich damit sagen? Aufgrund des Körpergedächtnisses reagiert unser Körper, wenn wir uns an etwas erinnern. Je nachdem ob die Ursprungssituation für uns positiv oder negativ besetzt ist, werden wir beim Erinnern entweder mit Freude, Geborgenheit, Wärme oder Wut, Angst und Unsicherheit konfrontiert. Auf dieses Körpergedächtnis greift der Muskeltest zurück.
Dadurch können wir den Ursachen bestimmter Symptome, Verhaltensweisen oder Ängsten auf den Grund gehen – wann und wodurch sie entstanden sind und ob bestimmte Ängste, Verhaltensmuster oder Glaubenssätze wirklich unsere eigenen sind, oder möglicherweise von Eltern, Großeltern etc. übernommen wurden.

Die kinesiologische Testung im Liegen

Raphael van Assche verdanken wir den Armlängentest im Liegen und im Sitzen.
Der Klient liegt entspannt auf der Liege. Der Tester steht/sitzt am Kopfende und bittet den Klienten die Hände über den Kopf nach hinten zu geben.
Der Therapeut ergreift beide Handgelenke des Klienten und zieht leicht an den Armen, wobei er sich darauf konzentriert, gleichzeitig und gleichseitig an beiden Armen zu ziehen. Die Ellbogen der Testperson sind leicht angewinkelt, so, dass diese entspannt und ohne jegliche Anstrengung die folgenden Tests durchführen kann, denn die Arme gleiten sozusagen auf der Liege.

Als Tester dreht man die Handgelenke dabei leicht nach innen, so, dass beide Daumen nebeneinander liegen und so der Längenunterschied gut sichtbar ist.

Bitte ich den Klienten „JA" zu sagen und ziehe an beiden Armen an, so werden beide Daumen (es sei denn, es ist ein sonstiges Ungleichgewicht im Körper) aller Wahrscheinlichkeit nach nebeneinander liegen = gleich lang sein.
Bitte ich den Klienten „NEIN" zu sagen und ziehe wieder an beiden Armen an, wird es zu einer (mehr oder weniger) deutlichen Armlängendifferenz kommen = die Daumen sind unterschiedlich lang.

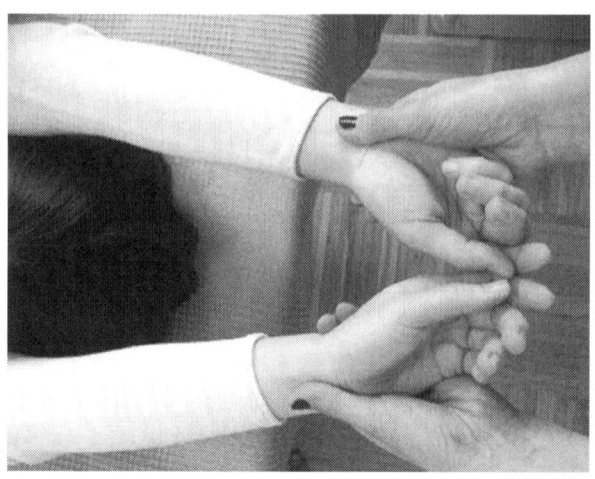

JA = Daumenlänge gleich lang
(Muskel reagiert stark)

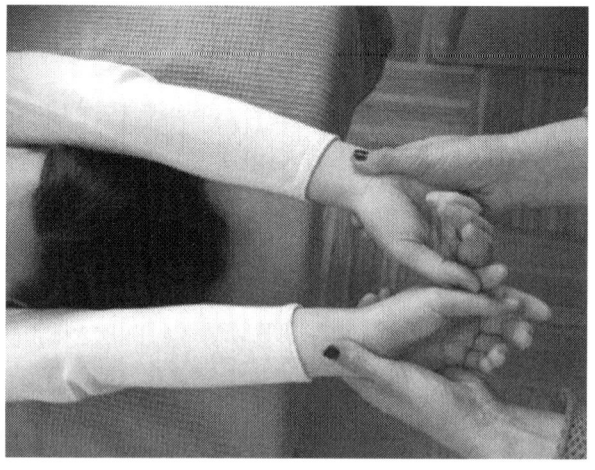

NEIN = Daumenlänge unterschiedlich lang
(Muskel reagiert schwach)

DIE AUFSTELLUNGSARBEIT

Hier geht es um die Beschaffenheit unserer Herkunft, unserer Wurzeln, vergleichbar mit zwei Bäumen.

Baum Nr. 1 steht auf einer saftigen Wiese, daneben ist ein Fluss, die Sonne scheint, die Vögel zwitschern. Dieser Baum könnte für einen Menschen stehen, der in einer liebevollen Familie aufgewachsen ist, dessen Umfeld positive, lebensbejahende, glückliche Menschen sind. Diesem Menschen würde es sichtlich leichter fallen, sein Leben zu genießen und glücklich zu sein.

Baum Nr. 2 steht auf ausgetrocknetem Boden, kein Fluss, kein Leben ist um ihn. Baum Nr. 2 könnte für einen Menschen stehen, der in einer lieblosen oder gefühlsarmen Familie aufgewachsen ist, der schon früh mit den Themen Tod, Verlust und Einsamkeit konfrontiert wurde, dessen Umfeld kranke, traurige oder verbitterte Menschen sind. Diesem Menschen würde es sichtlich schwerer fallen, sein Leben zu genießen und glücklich zu sein.

WARUM? – Unsere Herkunft (Wurzeln) kann sich auf unser Leben auswirken. Unbewusst erlauben wir es uns möglicherweise gar nicht, dass es uns bessergehen darf als den Menschen aus unserer Herkunftsfamilie.

Siehe Beispiel Kopfschmerzen im vorherigen Kapitel – erlebt ein Kind Zeit seines Lebens die Eltern oder Großeltern ständig mit Schmerzen jeglicher Art, so kann es glauben, dass dies der Normalzustand ist, dass es dazu gehört, Schmerzen zu haben und dass es nur zu seiner Sippe gehört, wenn es auch Schmerzen, welcher Art auch immer hat.

Beispiel Erfolg:

Die 46-jährige Sonja arbeitet fleißig und intensiv an ihrer Karriere. Sie ist stets zielstrebig und gibt sprichwörtlich alles; dennoch scheitert sie immer wieder, wie sie es selbst formuliert, an Kleinigkeiten. Immer kurz vor dem Erfolg kommt wieder ein Rückschlag, wie wenn es nicht sein sollte. Doch wer sabotiert Sonja hier wirklich?
Über den Muskeltest zeigt sich, dass Sonjas Körper auf folgenden Satz mit Stress reagiert:

> Ich bin und bleibe das Kind meines Vaters,
> auch dann, wenn ich erfolgreich bin.

Vorgeschichte: Sonjas Vater war selbstständig, musste in Konkurs gehen und verlor sein Geschäft. Diese Situation aus der Kindheit hat sie zwar motiviert und ehrgeizig gemacht, um genau solche Rückschläge zu vermeiden. Doch tief in ihrem Innersten verbietet es sich die kleine Sonja erfolgreicher als der Papa zu sein. In ihren Augen wäre es Hochverrat.
Wir alle haben ein tiefes, inneres Wissen darüber, was gut für uns ist. Warum es manchmal trotzdem nicht klappt, das Gute, Schöne zu leben, kann aufgrund familiendynamischer Verstrickungen sein. Jeder von uns wurde in ein Familiensystem hineingeboren. Wir sind durch diese starken Bindungen, durch unglückliche Schicksale, durch fehlende Würdigung und andere Ursachen unbewusst verstrickt, was uns in unserem eigenen Leben einschränken und blockieren kann.

In der Aufstellungsarbeit ist es möglich, diese inneren Bilder, Verstrickungen und Verhaltensweisen des Klienten sichtbar und auch spürbar zu machen. Das Ziel jeder Aufstellung ist es, die Ordnung im System des Klienten wiederherzustellen und diese spürbare neue Qualität als Kraftquelle für sich selbst zu erleben.

Woher kommt der Begriff „Familienaufstellung"?

Aufstellungsarbeit ist eine Methode aus dem Psychodrama und der systemischen Familientherapie, wobei die Ursprünge bei Virginia Satir und Jacob Moreno liegen.

Virginia Satirs Arbeit mit einem Ehepaar:

Die Aussagen des Mannes:
„Ich bin beruflich sehr erfolgreich, auf der Karriereleiter geht es stetig aufwärts und finanziell geht es uns sehr gut. Dadurch kann ich meiner Frau alles bieten, sie muss nicht arbeiten gehen. Meine Schwester ist im Alter meiner Frau. Sie lebt im Nachbarhaus und da ihr Mann viel auf Dienstreisen ist, schaut sie sehr auf meine Frau, unterstützt sie beim Kochen und wo sie nur kann. Dennoch ist meine Frau immer betrübt und ich weiß nicht, wie ich ihr helfen soll, weil ich ihren deprimierten Zustand einfach nicht nachempfinden kann."

Die Aussagen der Frau:
„Mein Mann ist beruflich sehr erfolgreich. Je größer er wird, umso kleiner fühle ich mich. Ich bin zu Hause, habe überhaupt keine Perspektiven, ob und wie es bei mir beruflich weitergeht. Die Schwägerin, so gut sie es meint, lässt mir keine Luft zum Atmen, sie sitzt mir täglich im Nacken und fragt mich ständig, ob sie mir helfen kann."

Oberflächlich betrachtet könnte man sich fragen: „Was fehlt ihr? Warum ist sie nicht dankbar für all die Unterstützung die sie bekommt und genießt es einfach?"

Virginia Satir bat den Mann und die Frau nun ihre Aussagen, betreffend ihrer Befindlichkeit in eine Aufstellung zu übersetzen, also körperlich auszudrücken, was jeder aus seiner Position erzählt hat.

Die Rolle des Mannes
entsprechend seiner Aussagen:

- <u>beruflich erfolgreich</u>
er stellte sich aufrecht hin

- <u>klettere auf der Karriereleiter stetig hinauf</u>
Virginia Satir ließ ihn symbolisch für die Karriereleiter auf einen Sessel steigen

- <u>habe gute Perspektiven</u>
Der Mann blickt aufrecht, hat Ausblick, Weitblick

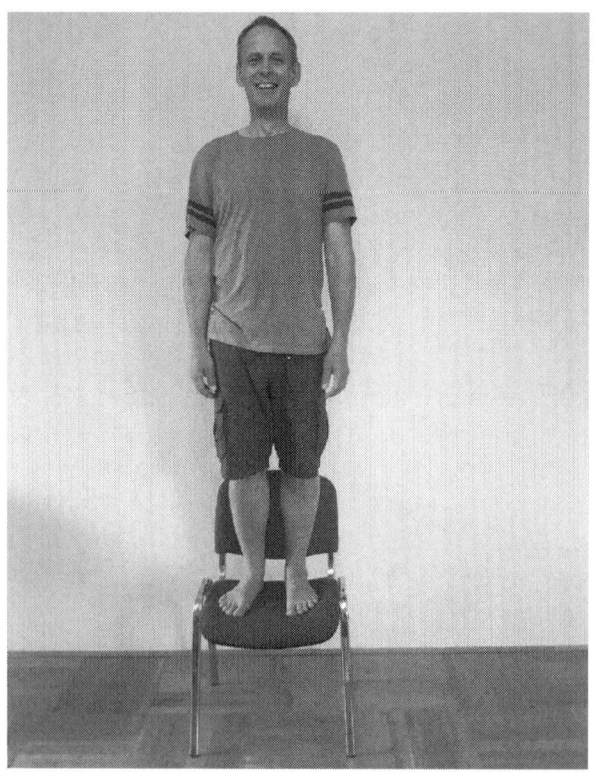

Die Rolle der Frau
entsprechend ihrer Aussagen:

- <u>je größer er wird, umso kleiner komme ich mir vor</u>
Virginia bat die Frau in die Hocke zu gehen

- <u>habe keine Perspektiven</u>
Blick nach unten gesenkt

- <u>habe kaum Luft zum Atmen, weil mir die überfürsorgliche Schwägerin täglich im Nacken sitzt und mich ständig fragt, ob sie mir helfen kann</u>

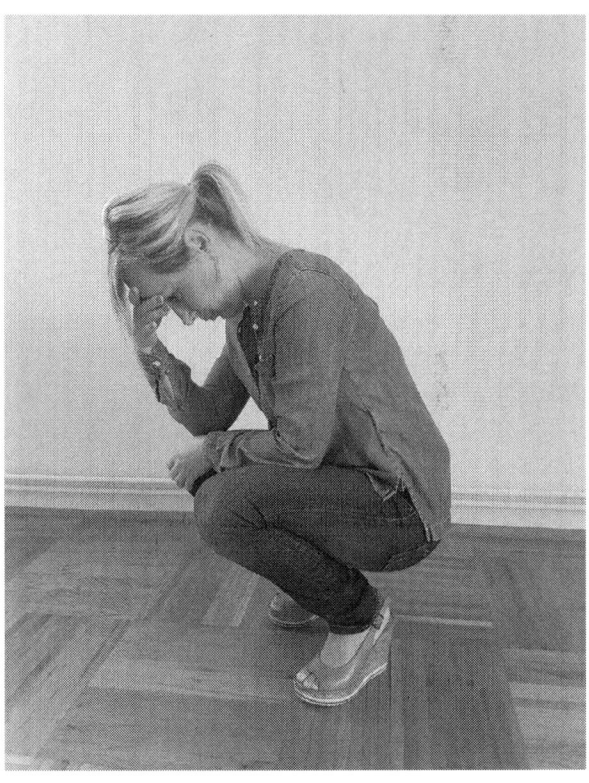

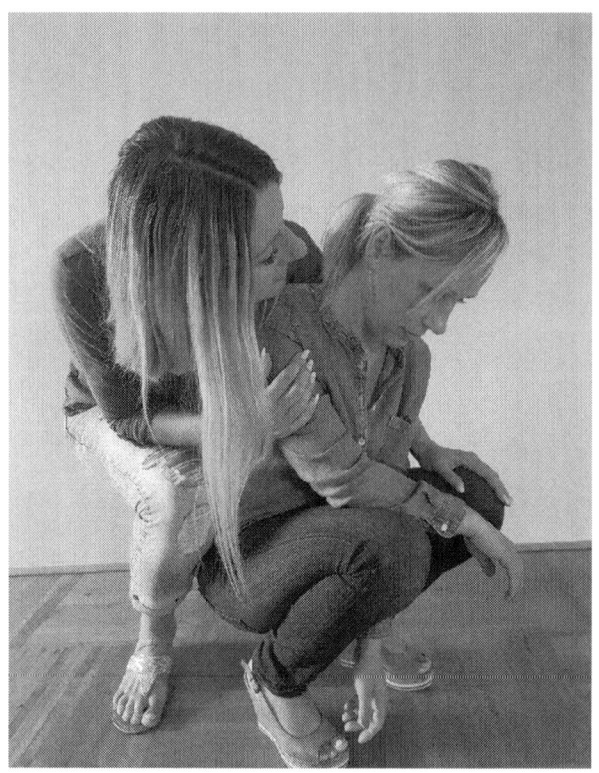

Dieses Bild bedurfte keiner Worte mehr.

Der Mann hatte verstanden, wie es seiner Frau wirklich ging. Um das Ganze noch zu verstärken, bat Virginia Satir die beiden, die Rollen zu tauschen.

Der Mann musste nur wenige Sekunden in der Position der Frau verharren und er konnte ihre Traurigkeit, ihre Aussichtslosigkeit und ihre mangelnde Perspektive, sowie die Belastung und den Druck durch die permanente Anwesenheit der Schwägerin wahrnehmen. Hier wird äußerlich über Körperhaltung sichtbar gemacht, wie es den Personen innerlich geht.

Aufstellungsarbeit in der Gruppe

Bevor ich den Ablauf einer Aufstellung erkläre, möchte ich auf den Sinn dieser Therapiemethode hinweisen. An erster Stelle steht das Aufzeigen von sogenannten systemischen Verstrickungen. Dem folgt als zweiter Schritt der Prozess der Lösungsfindung. Im besten Fall kann in einem letzten Schritt die Verstrickung gelöst werden.

Das Familienstellen beruht auf dem Phänomen, dass Menschen eine Rolle übernehmen, zu der sie keine Information haben, jedoch in der Rolle stellvertretend wahrnehmen und fühlen können.

Zu Beginn des Familienstellens steht die Abklärung des Anliegens. Wichtig ist, dass bei dem Klienten die Ernsthaftigkeit vorhanden ist. Die Ernsthaftigkeit ist Ausdruck der Motivation des Klienten, denn mit mehr Neugierde als Motivation kann nichts verändert werden.

Vor der Aufstellung wird in wenigen Worten genau skizziert, worum es geht. Welches Ziel wird angestrebt? Ist das Anliegen definiert, bestimmt der Klient die Personen, die für die Aufstellung des dargestellten Problems benötigt werden.

Der Klient wählt für jede Person inklusive sich selbst einen Stellvertreter, da er selbst erst gegen Ende seinen Platz in der Aufstellung einnimmt.

Die Aufgabe der Stellvertreter ist es, wahrzunehmen, was sie in dieser Rolle spüren. Es ist wichtig, dass die Stellvertreter keine eigenen Interpretationen äußern, sondern nur sagen, was sie wahrnehmen. Der Klient beobachtet das Geschehen von außen. Beziehungen untereinander werden durch Blickrichtungen der

Darsteller ausgedrückt (nach oben, nach unten, zu einem anderen Darsteller hin) sowie durch räumliche Nähe und Distanz zwischen ihnen. Die Aufstellung ist immer ein inneres Bild des Klienten, aus seiner persönlichen Wahrnehmung heraus.

In der phänomenologischen Methode gibt der Aufstellungsleiter das Feld frei, er gibt den Darstellern den Auftrag, ihren Impulsen zu folgen, sich dorthin zu bewegen, wo es sie hinzieht.
Durch die Veränderung des Bildes während der Aufstellung entsteht ein neues inneres Bild.
Wenn nötig, werden Lösungssätze gesprochen, die der Coach vorgibt und der jeweilige Darsteller, wenn es für ihn stimmig ist, wiederholt bzw. in eigenen Worten, wiederholt, was er aus seiner Rolle heraus wahrnimmt. Dadurch ergibt sich am Ende ein sogenanntes Lösungsbild, das der Klient dann in seiner inneren Wahrnehmung verankert und in seinem Herzen mitnimmt.

Im Nachhinein hört man oft von Klienten:
„Mein Vater/meine Mutter sind seit der Aufstellung viel netter, obwohl sie gar nicht dabei waren."

Tatsache ist, dass der Klient **sein inneres Bild** über die Eltern verändert hat und dadurch dem Gegenüber ganz anders begegnet. Dadurch wird es den Eltern wiederum möglich, sich ebenfalls anders zu verhalten.

Es gibt auch Aufstellungen in der Einzelarbeit, siehe bei einigen Klientengeschichten im Anhang. Hier ist der Klient mit dem Coach alleine und statt Darsteller werden Patschen für die benötigten Personen und Positionen gewählt. Der Klient nimmt selbst jede dieser einzelnen Rollen ein.

Loyalität

Eine mögliche Verschlechterung eines Symptoms, egal auf welcher Ebene gearbeitet wurde, beruht oft auch auf Loyalität zum Familiensystem, die durch die Lösung einer Verstrickung gefährdet wird. Hier wird unser tiefes Unbewusstes aktiv. Durch das schlechte Gewissen und dadurch, dass man sich schlecht fühlt, wird die unbewusste Loyalität aufrechterhalten (siehe auch Sabotagen wie „Ich erlaube es mir nicht, dass es mir besser geht als der Mama, dem Papa" etc.).

*Das Herz hat seine Gründe,
von denen der Verstand nichts versteht.*

Symptome sind oft ein Hilferuf, der aus unserem tiefsten Inneren kommt. Sie sind Signale, die sich auf der körperlichen Ebene bemerkbar machen und uns dadurch die Chance eröffnen, ein verdrängtes, abgespaltenes Geschehen aus der Vergangenheit wieder mit Liebe in unser Leben hereinzunehmen.

Dabei kann es sich um verschiedenste Hintergrundthemen handeln, wie z. B. ein abgetriebenes Kind, wo der seelische Schmerz noch nicht verarbeitet wurde. Es mag der Verlust eines Geschwisters sein, das früh verstarb, es kann sein, dass ein Großelternteil ermordet wurde oder, dass jemandem aus unserer Herkunft großes Unrecht angetan wurde. Es kann aber auch unser eigenes Inneres Kind sein, das wir unbewusst von uns abgespalten haben.

Jede Aufstellung wirkt energetisch auf das System in seiner Ganzheit und bewirkt dadurch eine Veränderung. Bei manchen geht das innerhalb kürzester Zeit. Bei einigen dauern die Prozesse länger. Nur wenn der Aufsteller bereit ist, können die Dynamiken ans Licht gebracht werden. Vor einer Aufstellung ist es wichtig, sich mit dem eigenen Stammbaum auseinander zu setzen.

Das Endbild/Lösungsbild einer Aufstellung

Das Lösungsbild, welches sich am Ende einer Aufstellung zeigt, hilft bei der Veränderung. Es sollte innerlich verankert und wie ein neuer Samen gepflegt werden, um es im Bedarfsfall als Ressource immer wieder abrufen zu können. Das Thema der Aufstellung war z. B. die Distanz zum eigenen Vater.
Sollte es zu einer Umarmung kommen, kann dieses Bild verinnerlicht werden. Wie hat es sich angefühlt? Es kann im Alltag immer wieder abgerufen werden, bevor der Klient in Kontakt mit dem Vater tritt.

Es liegt immer in der Verantwortung des Einzelnen, dieses Lösungsbild, das er sich aus einer Aufstellung mitnimmt, immer wieder zu abzurufen. Das gilt ebenso für einen Lösungssatz (aus einer Aufstellung oder einer Einzelsitzung) z. B. „Ich schaffe es" oder „Ich bin es wert, geliebt zu werden."

Aufstellungsarbeit ist keine Wunderheilmethode, sondern das innere Bild, das Du über Dein System hast, bekommt eine neue Perspektive.

Der **Faktor Zeit** ist hierbei ganz wichtig. Was viele Jahrzehnte zum Wachsen gebraucht hat, bedarf Energie, Zeit und Raum, um sich auch wieder verändern zu können. Darum habe Geduld und gehe bei jeglicher Veränderungsarbeit liebevoll mit Dir selbst um.

Wenn Du aktiv an Deinem Lösungsbild weiterarbeiten möchtest, so kannst Du im Alltag bei jeder Begegnung, jeder Situation, das wichtigste positive Gefühl daraus, das Lösungsbild oder einen Lösungssatz immer wieder abrufen, um es innerlich zu festigen.

DIE KLOPFTECHNIK

(Akupunktur ohne Nadeln)

Die Grundlagen der Klopftechnik gehen auf das 3000 Jahre alte Wissen der Traditionellen Chinesischen Medizin (TCM) zurück. Dort geht man davon aus, dass die Lebensenergie des Menschen (Chi) in bestimmten Bahnen (Meridianen) durch den Körper fließt.

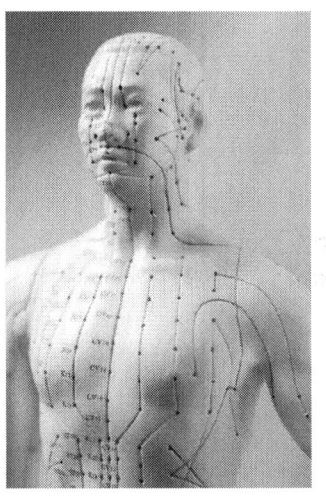

Ist dieser Energiefluss gestört, kann es zu körperlichen oder psychischen Erkrankungen kommen, da die Lebensenergie (Chi) im Körper nicht mehr frei fließen kann. Auf den Energiebahnen, Meridianen, liegen Akupunkturpunkte. Diese werden in der

Akupunktur mit Nadeln, in der Klopftechnik mit Fingerspitzen, angeregt (beklopft), um den Energiefluss wieder zu regulieren.

Die Klopftechnik geht davon aus, dass die Ursache aller mentalen, emotionalen und körperlichen Symptome in einer Unterbrechung (Blockade) des Energieflusses liegt. Wird die Blockade durch Beklopfen bestimmter Punkte aufgelöst, verschwindet das jeweilige Symptom.

So ist die Methode leicht erlern- und praktizierbar. Studien belegen, dass die Klopftechnik in der Behandlung einer breiten Palette emotionaler Beschwerden bei kurzem Zeitaufwand überaus wirksam ist. Die Methode wird erfolgreich eingesetzt in der Arbeit mit Phobien, Ängsten, jeglichem Stress, emotionalen Konflikten, mentalen Blockaden, Hyperaktivität, Ärger, Wut, Schuldgefühlen, Traurigkeit, Verzweiflung, usw.

Anwendung der Klopftechnik

Das Beklopfen bestimmter Punkte hat einen harmonisierenden und regulierenden Effekt auf die Funktionen innerer Organe.

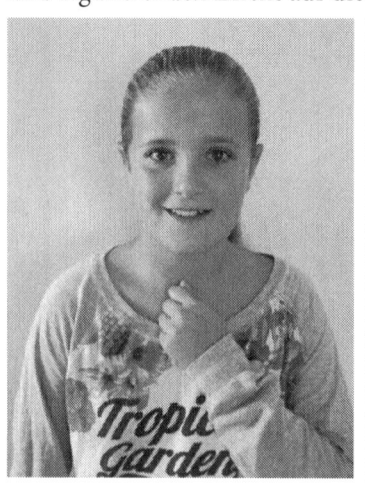
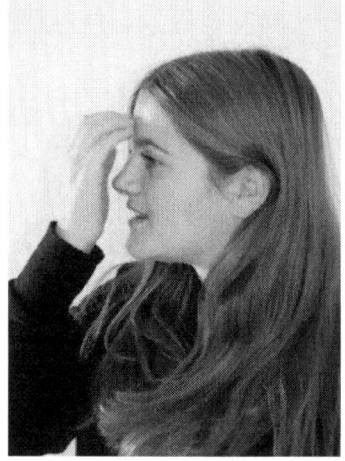

Im hinteren Teil des Buches, findest Du bei ÜBUNG 5 eine Anleitung zum Beklopfen der Thymusdrüse.

Legende für die folgenden Geschichten

C: – steht für **COACH**

K: – steht für **KLIENT**

Wenn ich dem Klienten in den nachfolgenden Dialogen Sätze vorgebe, dann weise ich ihn darauf hin, diese Worte nur dann zu wiederholen, wenn sie auch für ihn stimmig sind, sprich, wenn sie seiner inneren Wahrheit entsprechen.

Es sind nur Vorschläge, der Klient soll authentisch in seinem Ausdruck und in seiner Sprache bleiben und kann die Sätze für sich jederzeit umformulieren.

Ich wünsche Dir, dass Du in den nachfolgenden Geschichten fündig wirst, an Impulsen, an Einsichten und Erkenntnissen. Immer dann, wenn etwas in diesen Zeilen mit Dir in Resonanz geht, Dich berührt, Dich bewegt, Dich erinnert, findest Du im hinteren Teil des Buches ein paar Seiten für Deine **TREFFERLISTE**, um Dir ein paar Gedanken, Worte oder Gefühle zu notieren.

WUNDER GESCHEHEN

Das schönste Geschenk in meiner Arbeit mit Menschen ist es, wenn durch das Bewusstwerden von Zusammenhängen aus der Vergangenheit mit Ereignissen in der Gegenwart Lösungen möglich werden können. Wo bisher Verdichtetes klar wird und sich innerer Frieden im Menschen ausbreiten darf. Diese Momente fühlen sich für mich immer magisch an.

Ich lade Dich ein, in den folgenden Geschichten vielleicht auch einige dieser magischen Momente zu erleben und dadurch ein Stück mehr von Dir und Deinem wahren ICH zu entdecken …

ANNI UND IHR KREBS

Anni war 55 Jahre alt, als sie das erste Mal zu mir kam. Ihre Ärztin hatte ihr empfohlen, sich zusätzlich zur Chemotherapie auch mental Unterstützung zu holen.

Anni kam dreimal zu mir. Sie bevorzugte stets die Klopftechnik. Ihr Ziel war es, ihren Körper zu unterstützen und Energie zu tanken.

Als die Befunde der Abschlussuntersuchung bei Annis Ärztin einlangten, rief diese mich an und erzählte mir von ihrer Befundbesprechung mit Anni. Sie selbst sei irritiert über Annis Verhalten, denn die Untersuchungen wiesen hervorragende Werte auf, alles war in Ordnung. Die Ärztin freute sich sehr, nur Anni scheinbar nicht.

Sie schlug Anni vor, wieder bei mir einen Termin wahrzunehmen. Ihrer Erfahrung nach kommt es immer wieder vor, dass Patienten nach einer schweren Erkrankung oft nicht glauben können, dass sie wieder gesund sind. Sie sind danach verunsichert, dass sie sich nicht hoffen trauen und die gute Nachricht gar nicht annehmen können. Das dürfte auch bei Anni so sein.

Laut Ärztin las sie die Ergebnisse, als ob sie ihr Todesurteil lesen würde und obwohl sie ihr bestätigte, dass alles in Ordnung sei, konnte bei Anni keine Freude aufkommen.

Termin Anni

Anni nahm Platz. Sie wirkte, anders als bei den Terminen davor, etwas gedämpft. Nachdem ich ihr zu ihrem guten Befund gratulierte, entgegnete sie mir nur karg, dass man sich nicht zu früh freuen sollte.

Ich konnte durchaus verstehen, dass Anni nach ihrer Krankheitsgeschichte erstmal vorsichtig war bezüglich Freude, dennoch wirkte sie deprimierter und negativer denn je.

Als ich sie darauf ansprach, kam nur Widerstand von Annis Seite. Sie brachte mir ganz viele Argumente, warum sie nicht gesund sein kann und, dass es unmöglich wäre, dass ihr Krebs auf einmal verschwunden sei.

C: Ihr Krebs?
Steht da Ihr Name drauf?
Oder haben Sie ihn gekauft? (bewusst provozierende Intervention meinerseits)

Anni wurde richtig wütend und entgegnete: „Was erlauben Sie sich? Sie haben ja keine Ahnung, das kann nicht so schnell weg sein."

C: Und wenn es doch so wäre?

K: Es ist nicht weg!
(beharrte Anni weiterhin)

C: Anni, was könnte denn das Gute an Ihrem Krebs sein?

Die Stimmung zwischen Anni und mir heizte sich auf. Annis Blick war fast schon verachtend und sie schüttelte ihren Kopf.

K: Das Gute? Was wollen Sie eigentlich von mir?

C: Die Wahrheit Anni – nicht mehr und nicht weniger. Stellen Sie sich bitte folgende Fragen:

<u>Was mussten Sie seit der Krebserkrankung nicht mehr tun? (was ersparten Sie sich?)</u>

und

<u>Was bekamen Sie seit oder durch die Erkrankung, was Sie davor nicht bekommen haben?</u>

Anni blockte noch mehr ab, sie wirkte angespannt und diese Anspannung verstärkte sich mit jeder meiner Fragen. Ich blieb hartnäckig und wiederholte meine Fragen:

<u>Was mussten Sie seit der Krebserkrankung nicht mehr tun? (was ersparten Sie sich?)</u>

und

<u>Was bekamen Sie seit oder durch die Erkrankung, was Sie davor nicht bekommen haben?</u>

STILLE

Mein Blick blieb weiterhin auf Anni gerichtet.
Nach einer Weile unterbrach sie die Stille, ganz leise, zögerlich:

K: Es gibt doch einen Vorteil, also weil Sie meinten, was ich bekomme, seit ich Krebs habe (sie schien jetzt all ihren Mut zusammen zu nehmen) …
Ohne meinen Krebs wüsste ich sicher immer noch nicht, wie gern mich mein Mann hat.

Die Spannung, die bis jetzt in der Luft lag, riss abrupt ab und Anni schien sich selbst zu wundern, was da jetzt über ihre Lippen gekommen war. Und dann durften auch Tränen fließen, ganz viele.

Nach einer Weile begann Anni zu erzählen: von dem schwierigen Stand, den sie von Anbeginn an in ihrer Ehe hatte. Im Haus der Schwiegereltern zu leben, mit ihnen und ihren Nörgeleien tagtäglich konfrontiert zu sein. Es war nicht leicht für Anni und ihr Mann war ihr dabei auch keine Stütze.

Er wollte nicht zwischen die Fronten geraten, so blieb er immer außen vor. Auch dann, wenn es um die Kinder ging. Er stand ihr nie wirklich zur Seite. Als beide Schwiegereltern kurz hintereinander verstarben und die Kinder aus dem Haus waren, hoffte sie endlich wieder auf mehr Nähe und Zeit mit ihrem Mann. So wie damals vor 35 Jahren, als sie sich kennengelernt hatten. Doch Annis Mann ging weiterhin seiner eigenen Wege.

Als die Kinder klein waren, war er aktiv im Gemeinderat, der Musikkapelle und bei der Freiwilligen Feuerwehr. Mittlerweile war er auch noch Mitglied im Stockschützenverein.

Anni war oft alleine und fand keinen Zugang mehr zu ihrem Mann.

… bis der Krebs kam …

und dann war plötzlich alles anders. Ihr Mann war von nun an da für sie, nur für sie! Nicht nur während der Therapien, sondern auch in seiner Freizeit. Plötzlich wurde Anni wieder wichtig für ihn. Er nahm sie wieder wahr. Sie machten gemeinsame Spaziergänge, gingen regelmäßig ins Theater, fuhren sogar auf Kurzurlaub zu zweit. Anni war im siebten Himmel – sie hatte endlich die alleinige Aufmerksamkeit ihres Mannes.

Alles, worum sie ihn jahrelang erfolglos gebeten hatte, war jetzt selbstverständlich geworden. Der Krebs hatte Anni ihren Mann wieder zurückgebracht.

K: Mein Mann hatte anscheinend Angst, dass ich sterbe und so habe ich durch den Krebs erst bemerkt, wie gern er mich haben muss.

Der Krebs wurde zu Annis Geheimwaffe. Die Strategie, die Anni unbewusst verfolgte, war: solange ich meinen Krebs festhalte, solange bekomme ich all das, wofür ich jahrelang erfolglos gekämpft hatte.

C: Sie pokern hoch, Anni, sehr hoch. Der Preis, den Sie dafür bezahlen, könnte Ihr Leben sein!

K: Ich habe doch erst durch den Krebs mein Leben wieder bekommen!

Deshalb war der positive Befund für Anni das Schlimmste was ihr passieren konnte, denn sie hatte Angst, das alles wieder zu verlieren, sobald sie gesund ist: die Zuwendung ihres Mannes und die gemeinsame Zeit mit ihm.

Ihr Mann würde wieder seiner eigenen Wege gehen und Anni wäre wieder alleine zu Hause.

Je bewusster Anni wurde, auf welchen gefährlichen Deal sie sich hier einließ, umso verzweifelter wurde sie. Doch sie konnte nicht loslassen, sie schien den Krebs wie eine Art Rettungsreifen fest zu umklammern.

Die Angst, sich in der Ehe wieder einsam zu fühlen, nebeneinander dahin vegetieren zu müssen, war viel größer als die Angst vor dem Tod. Auch das wurde ihr im Laufe des Gesprächs bewusst, doch Anni konnte und wollte aus dieser Spirale nicht aussteigen, selbst wenn diese sich mit ihr abwärts bewegte.

C: Alles was ich Ihnen anbieten kann Anni, ist, die Beweggründe und etwaige einschränkende Glaubensmuster, die Sie genauso denken und handeln lassen, aufzuspüren und wenn Sie bereit dazu sind, auch zu lösen.

Anni bat um Bedenkzeit und meldete sich nach zwei Wochen wieder.
Sie war tatsächlich bereit! Mittels kinesiologischer Testung konnte der sogenannte rote Faden, der sich bisher durch Annis Leben gezogen hatte, sichtbar gemacht werden.

Die Motivation für Annis Handeln lag in ihrer Kindheit. Als jüngstes von acht Kindern einer Bauernfamilie kam sie oft zu kurz. Die Eltern lebten am Hof der Großeltern, außer Arbeit war für nichts Platz und das kleine Annerl lief nebenbei mit. Die Geschwister versorgten sich untereinander und waren schon sehr früh auf sich allein gestellt.

… bis zu dem Zeitpunkt, wo Anni mit rund acht Jahren schwer erkrankte. Eine Tante aus der Stadt nahm sich ihrer an. Das kleine Bauernmädchen aus ärmlichen Verhältnissen kam für einige Wochen in die Obhut dieser alleinstehenden Tante in die Stadt. Die wohlhabende Städterin vergötterte die kleine, kranke Anni. Sie hegte und pflegte sie liebevoll und las ihr jeden Wunsch von den Augen ab. Anni war im siebten Himmel.

Auf einmal war alles verfügbar. Zeit für die kleine Anni, Spielsachen und die leckersten Süßigkeiten, kein Teilen mehr unter acht Geschwistern, alles nur für sie ganz alleine. Das Glaubensprogramm, das sich damals in Anni begründete, war:

<u>Wenn ich bedürftig bin,
dann bekomme ich Liebe und muss nichts weiter dafür tun,
außer krank zu sein.</u>

Anni kam nach ihrer Genesung nach rund drei Monaten wieder auf den Hof zurück. Die Tante verstarb leider bald danach.

Fast 50 Jahre später erfuhr Anni eine ähnliche Konstellation. Sie erkrankte schwer und alles wurde schlagartig besser. Wie damals bekam sie endlich wieder Zuwendung, Nähe und Liebe, dieses Mal von ihrem Mann.

Genauso wie das kleine Annerl jahrelang verzweifelt um die Liebe und Aufmerksamkeit ihrer Eltern gekämpft hatte und sie nicht bekam, genauso verzweifelt kämpfte Anni in ihrer Ehe um die Zuwendung ihres Mannes.
In beiden Situationen hatte sie vorerst keinen Erfolg,
…bis, die schwere Krankheit kam.

DER KRANKHEITSGEWINN

Auch wenn meine Krankheit mir
viel Leid und Schmerzen bereitet,
so bringt sie mir doch auch
sehr viel Aufmerksamkeit und Zuwendung.

Vielleicht verliert die Krankheit ihren Sinn,
wenn ich mir das alles selber gebe.

(Rupert W. Federsel)

Anni ist mittlerweile seit zehn Jahren bei mir Klientin. Sie hat viel an sich gearbeitet, sehr viel. Sie verbringt Zeit mit ihrem Mann und mittlerweile auch mit Freundinnen. Sie hat gelernt sich SELBST das zu geben, was sie braucht, ohne es durch Kranksein bei anderen einzufordern.

KRANKHEIT ALS WAFFE ODER ALS SCHUTZ

Das Leiden ist zu einem vertrauten Gefühl geworden, man hat sein Leben darauf ausgerichtet. Diese Gewohnheit ist so vertraut, dass sich Menschen, obwohl sie leiden, sogar damit wohlfühlen können. Das Ende des Leidens bedingt eine Veränderung der Gewohnheit.

Für manche Menschen ist das Leiden scheinbar die einzige Möglichkeit sich intensiv zu spüren, nach dem Motto: „Ich leide, also spüre ich mich, also lebe ich."
Oft erzählen Menschen, wenn sie sich von ihrem Leiden verabschiedet haben, über ein Gefühl der Leere, das für manche nur schwer zu ertragen ist.
Der Krankheitsgewinn kann eine unbewusste Motivation für das Leiden sein. Solange man leidet, bekommt man mehr Liebe, Aufmerksamkeit und Zuwendung. Durch die Krankheit wird man wichtiger, alles dreht sich nur mehr um den Patienten.
Leiden bedingt oft auch das Zugehörigkeitsgefühl zu einer Gruppe. Selbsthilfegruppen sind sehr wichtige und sinnvolle Einrichtungen, um kranken Menschen Mut zu machen. Einsame Menschen, die durch die Krankheit in einer Selbsthilfegruppe erstmals Nähe oder Zugehörigkeit erlebt haben, könnten Gefahr laufen, das Leiden nicht loslassen zu wollen. Die Gruppenidentität schreibt oft vor, dass man nur teilhaben kann, wenn man leidet, bzw. krank ist.

DIE UNSICHTBARE CHEFIN

(Ein Dialog zwischendurch)

K: Kann ich Dich etwas fragen?
C: Gerne.
K: Ich habe mir schon einige Vorträge angehört und es ist wirklich faszinierend, dass es für jedes Verhalten und jedes Gefühl immer einen Hintergrund gibt.
C: Hast Du eine konkrete Frage dazu?
K: Ja, also nur wenn es ok ist.
C: Ist es.

K: Ich habe einen Betrieb übernommen und bin dort sozusagen Chefin.
C: Sozusagen?
Bist Du die Chefin oder nicht?
K: Bin ich! Offiziell zumindest – Inoffiziell ist es eine andere, die mir das Leben schwer macht. Sie ist meine Stellvertreterin, aber ich habe das Gefühl, sie sägt an meinem Stuhl.
C: Sie kann nur an Deinem Stuhl sägen, wenn Du es zulässt.
K: Ich weiß, aber es ist immer das Gleiche. Es kommt jemand in die Firma, sucht mich und bevor ich noch etwas davon merke, hat sie denjenigen schon abgefangen und klärt das ohne mich; das stört mich! Ich bin die Chefin und nicht sie und da Du gesagt hast, dass alles einen Sinn hat bzw. einem nicht umsonst begegnet, frage ich mich, was hat das mit mir zu tun – hast Du da einen Tipp, kann man da auch etwas machen?

C: Das können unterschiedliche Ursachen sein. Die Frage ist, was macht es mit Dir, wenn diese Stellvertreterin ständig Deinen Platz einnimmt?
K: Ich weiß es nicht, ich ärgere mich, aber trotzdem kann ich es nicht ändern, ich weiß auch nicht wie.
C: Das kann verschiedenste Ursachen haben:

Deine Kollegin spiegelt Dir nur etwas. Sie nimmt im Betrieb Deinen Platz ein, da Du ihn Dir nicht einnehmen traust. Somit ist die Rangordnung gestört. Aus familiendynamischer Sicht könnte in Deinem Familiensystem ebenfalls die Rangordnung gestört sein, das heißt, dass Du möglicherweise auf einem falschen Platz stehst.

K: Wie meinst Du das, dass ich auf einem falschen Platz stehen könnte?

C: Aus Sicht der Familiendynamik ist die richtige Ordnung in einem System sehr wichtig.

Das 1. Kind ist das 1.,
das 2. das 2.,
das 3. das 3.
Diese Reihenfolge ist wichtig, egal, ob das Kind geboren wurde, oder nicht.
Ist diese Ordnung gestört, so kann das Auswirkungen haben.
Wenn z. B. in der Geschwisterfolge ein Kind gestorben ist, durch Fehlgeburt, Totgeburt oder Abtreibung und Du dadurch unbewusst auf dem falschen Platz stehst, dann …

(Monika starrte mich an und unterbrach mich in meiner Aufzählung.)

K: … Wieso weißt Du das?
C: Was weiß ich?
K: Dass ein Kind gestorben ist.
C: Wusste ich nicht, ich habe nur mögliche Beispiele aufgezählt. Ist denn ein Kind gestorben?
K: Ja. Eigentlich bin ich ein Einzelkind.
C: Eigentlich?
K: Also meine Mutter hatte vor mir eine Totgeburt.
C: Eine Totgeburt?
K: Ja, sie verstarb während der Geburt, ein Mädchen wäre es gewesen.
C: Haben Deine Eltern dem verstorbenen Mädchen einen Namen gegeben?
K: Ja, sie heißt wie ich – Monika.

C: Wie Du? Ihr habt ein- und denselben Namen?
K: Ja! Ich wurde nach ihr benannt. Meine Eltern hatten eine kleine Wohnung und wollten nur ein Einzelkind, am liebsten ein Mädchen und es sollte Monika heißen. Nachdem Monika aber bei der Geburt verstarb, bekam ich dann den Namen Monika. Ich habe mir darüber noch gar keine Gedanken gemacht. Aber

wenn ich jetzt so mit Dir darüber rede, habe ich schon ein komisches Gefühl. Glaubst Du, dass das etwas damit zu tun hat?

C: Was ich glaube, ist irrelevant, es war nur eine Vermutung, nachdem Du mich nach möglichen Hintergründen gefragt hast. Du bist in der Firma die 1. und Deine Stellvertreterin ist die 2. In Deiner Familie ist es genau umgekehrt. Deine Schwester Monika ist die 1. und Du bist die 2. Nachdem Monika gestorben ist, wurdest Du von Deinen Eltern auf Monikas Platz gestellt und hast nicht nur ihren Platz eingenommen, sondern auch noch ihren Namen bekommen. Wenn nun Monika überlebt hätte,...?

K: Wenn Monika überlebt hätte, ...

STILLE

K: ... dann würde es mich ganz bestimmt nicht geben, da meine Eltern nur ein Einzelkind wollten! Oh mein Gott, jetzt weiß ich auch warum ich mich in der Firma so ohnmächtig fühle, dass ich meiner Stellvertreterin die Meinung sage. Ich traue mich nirgends mein Recht oder meinen Platz einfordern.

C: Du stehst bei Deinen Eltern auf dem Platz des ersehnten Einzelkindes, der 1., aber Du bist die 2.!

K: Das sitzt! Einerseits arg, aber gleichzeitig befreiend für mich – das erklärt für mich so vieles. Ich habe mir oft gedacht, ich hasse diesen Namen Monika und würde jeden anderen Namen bevorzugen, nur nicht Monika. Das hätte ich meinen Eltern aber nie sagen getraut, ich wollte sie nicht verletzen.
Noch dazu wurde nie über Monika gesprochen. Jetzt wird mir auch bewusst, warum! Weil ich sie ja ersetzt habe, somit mussten sie sich der Trauer, dem Schmerz und der Tatsache, dass Monika gestorben

ist, bis jetzt nicht wirklich stellen. Es ging nicht um den Namen, sondern darum, dass ich die Zweitbesetzung bin und keine eigene Identität für mich habe! Puuh, das zieht sich durch mein ganzes Leben!

C: Ja, das Leben spiegelt uns wunderbar unsere Themen wieder. Diese innere Haltung „Es steht mir nicht zu meinen Platz einzunehmen, ich bin ja nur die Zweitbesetzung", trägst Du nach außen. Dein (unbewusstes) schlechtes Gewissen, den Platz Deiner verstorbenen, erstgeborenen Schwester stellvertretend einzunehmen, lässt Deine Stellvertreterin in der Firma dann ganz leicht Deinen Platz einnehmen. Du kannst ihr dankbar sein, sie war Dir ein guter Spiegel und hat Dir einiges aufgezeigt.

K: Das stimmt wirklich. Vielen Dank für dieses so wichtige Gespräch zwischendurch. Da arbeitet jetzt einiges in mir.

Es fasziniert mich immer wieder aufs Neue, wie wenig es oft braucht. Alleine durch das Stellen der richtigen Fragen darf ganz viel bewusst werden und dadurch auch heilen, ganz still.

STILLE HEILT

Leise wird der Mensch geheilt.
Es trommelt Dir kein Mensch Dein Wohlbefinden ein.
Es ist die Stille,
die Dich heilt.
Das Schweigen macht Dich wieder ganz.

Gott selbst,
legt Hand an,
wenn Du ihm vertraust.

(Rupert W. Federsel)

BETTNÄSSEN

ist ein Symptom, das mir in der Arbeit mit Kindern sehr oft begegnet. Jedes Kind, jeder Mensch ist einzigartig, so auch sein Anliegen und seine Hintergrundmotivation an einem Symptom festzuhalten oder es loszulassen.

In wievielen Facetten sich Bettnässen äußern kann, möchte ich in den folgenden fünf Geschichten zeigen.

MARLIES UND FLORIAN – KURZ UND SCHMERZLOS

(Bettnässen 1)

Marlies, eine ehemalige Schulkollegin, traf ich ein bis zwei Mal im Jahr beim Einkaufen. Wir grüßten uns und das war's auch schon. An diesem einen Tag trafen wir uns wieder einmal im „Vorbeigehen" und Marlies sprach mich an. Sie erzählte mir von ihrem 6-jährigen Sohn Florian und der unangenehmen Begleiterscheinung des Bettnässens.

Sie löcherte mich in ihrer Verzweiflung mit einer Frage nach der anderen. Welche Möglichkeiten es denn gäbe, was meine Meinung dazu sei und , ob ich schon etwas davon gehört hätte, dass es auch Familienaufstellungen bezüglich dieses Themas gäbe, welche Erfahrungen ich in meiner Arbeit mit Bettnässen hätte, und dass sie sich unbedingt einen Termin mit Florian bei mir ausmachen möchte.

Ich erzählte ihr die Vielschichtigkeit jedes einzelnen Symptoms und dass es zig Möglichkeiten und, Hintergründe dafür geben kann. Weiters erwähnte ich, dass ich erst vor kurzem ein Buch gelesen hätte, wo es um Märchen ging, heilende Märchen mit einer versteckten Botschaft, die Kindern zu bestimmten Symptomen erzählt werden.

Marlies war sofort Feuer und Flamme und hing förmlich an meinen Lippen. Sie wollte nichts unversucht lassen. In Bruchstücken gab ich ihr den ungefähren Inhalt jener Geschichte wieder, die ich zum Thema Bettnässen in Erinnerung hatte: dass eben jenes Kind (welches bettnässt) in dem Märchen auf das Dach steigen soll, weil das Dach leck ist und somit der Regen über dieses Leck in die Hütte eindringt und täglich eine große Wasserlache hinterlässt. So wird das Kind angewiesen, einen Eimer voll Pech zu nehmen und das Leck zu kitten. Ganz sorgfältig soll es viel von dem klebrigen Pech auftragen bis das Dach schließlich dicht ist.

So erzählte ich Florians Mutter von dem Märchen. Höchst konzentriert lauschte Marlies meinen Ausführungen und notierte sich auf ihrem Handy einige Stichwörter, da sie fest entschlossen war, diese Geschichte ihrem Sohn beim Zubettgehen zu präsentieren.

Ich versicherte ihr, diese „eigentümliche Methode" selbst noch nicht erprobt zu haben, da ich selbst erst vor Tagen davon gelesen habe und es verschiedenste Ursachen für Florians Bettnässen geben kann.

Marlies jedoch war höchstmotiviert: „Alles im Leben hat seinen Sinn, das sagst Du doch selbst. Wir begegnen uns so selten und als ich heute früh wieder so verzweifelt wegen Florians nassem Bett war, sagte ich zu mir, dass heute der Zeitpunkt gekommen ist, dass wir etwas dagegen unternehmen. Ich fahre einkaufen und treffe Dich! Ich möchte gleich einen Sitzungstermin für Florian vereinbaren. Bis dahin werde ich die Zeit nutzen und Florian dieses Märchen erzählen."

Es sind diese spontanen Begegnungen, die ich ganz besonders mag. Wir verabschiedeten uns und verblieben so, dass ich Marlies in den nächsten zwei Wochen die Unterlagen für Florians Termin schicken würde.

Eine Woche später sah ich nach dem Besuch eines Elternabends auf mein Handy – Anruf in Abwesenheit: Marlies!
Da fiel mir ein, dass ich ihr die Unterlagen für Florians Sitzungstermin für die nächsten zwei Wochen zugesagt hatte. Es war zwar erst eine Woche vergangen, aber Marlies war immer schon sehr gründlich und wollte sich sicherlich in Ruhe darauf vorbereiten. Da es nach dem Elternabend bereits spät war, rief ich sie nicht mehr zurück, sondern SMSte ihr nur kurz, dass ich auf dem Weg nach Hause sei und ihr die Infos morgen mailen würde.

Noch bevor ich zu Hause war, kam wieder eine SMS von Marlies. „Ich habe Dir gemailt." Zu Hause angekommen, öffnete ich das E-Mail von Marlies.

Liebe Susanne! HERZLICHEN DANK! Ich brauche keinen Termin mehr für Florian. Auch wenn ich es selbst kaum glauben kann und mein Mann mich für verrückt hält, ich habe Florian diese Bettnässen-Geschichte zwei Mal erzählt. Beim ersten Mal ist er eingeschlafen, noch bevor er das Dach kitten konnte. Beim zweiten Mal hat er das Dach mit dem Pech dicht gemacht und seither ist sein Bett trocken. Ich habe extra eine Woche zugewartet, ob das Dach auch wirklich „dicht" bleibt und das ist es! Danke, danke, danke. Wir sind alle sehr erleichtert. Somit braucht Florian den Termin nicht mehr.

Ich will schon so lange zu Dir kommen, aber ich war mir nie sicher, ob es mir auch hilft. Nachdem diese kleine Geschichte da schon Wunder gewirkt hat, was passiert dann erst nach einer Sitzung? Also, ich bin jetzt bereit und freue mich. Liebe Grüße Marlies

Marlies hat Sitzung für Sitzung ihre Kindheitserlebnisse aufgearbeitet und mittlerweile die Ausbildung bei uns gemacht. Hingeführt hat sie das Bettnässen des Sohnes, oder besser gesagt, die Wirkung des heilenden Märchens, welches wahrlich Wunder bewirkt hat.

„Wie wenig Lärm machen die wirklichen Wunder!"
(Antoine de Saint-Exupéry)

MELANIE UND DIE LIEBE ZUM PAPA

(Bettnässen 2)

Durch unsere Organe leben wir unsere Gefühle. Jedes Mal wenn wir unter Druck, Anspannung stehen, nervös sind, ist unsere Blase mit diesen Gefühlen beschäftigt.
Hauptjob der Harnblase wäre jedoch das Zwischenspeichern des Urins. Wenn die Blase jedoch mit Nebenjobs beschäftigt ist (Stress, Druck, Anspannung), ist sie nicht so stabil wie im lockeren Zustand.

Vergleichbar, als hättest Du neben Deinem Hauptjob noch zusätzlich einen Nebenjob, der Dir viel Kraft kostet. Du bist immer wieder mit dem Nebenjob beschäftigt und daher fehlt Dir natürlich die Kraft im Hauptjob.

Das bemerken wir, wenn wir es eilig haben, also unter Zeit-DRUCK stehen, dann kommt es häufig vor, dass wir diesen Druck direkt in der Blase spüren und das Gefühl haben, nochmals auf die Toilette zu müssen. Oft ist es dann gar nicht so dringend, aber durch unseren inneren DRUCK, wird auch der DRUCK auf die Blase größer.

Sitzung Melanie

„Melanie, neun Jahre, war bereits mit zwei Jahren sauber. Bettnässen war nie ein Thema gewesen. Seit über drei Monaten geht das nun schon so, dass sie zwei- bis dreimal die Woche in ihr Bett nässt", erzählte die Mutter.

Melanie war schon öfters bei mir, zuerst von der Kinderärztin empfohlen wegen Hautausschlägen, danach, als der Eintritt in den Kindergarten Probleme bereitete. Jedes Mal kam sie in Begleitung ihrer Mutter. Dieses Mal war auch der Vater dabei.

Alles im Leben hat seinen Sinn und so sollte auch die heutige Anwesenheit des Vaters bei gerade diesem Sitzungsthema seinen Grund haben.

Der Vater wirkte ein wenig unsicher. Stets musterte er mich und beobachtete jede meiner Handlungen. Melanie kannte den Ablauf und kletterte auf die Liege.

„Schau Papa, willst Du Dich auch herlegen?" fragte sie. Melanie war mit ihrer Aufmerksamkeit nur bei ihrem Papa und schien ihm den Ablauf einer Sitzung präsentieren zu wollen. „Papa leg Du dich her, Papa, willst Du auch?"

Ihre Mutter war fast irritiert von Melanies Verhalten. „Warum bist du denn heute so aufgekratzt, Meli? Du wolltest unbedingt dass der Papa heute mitkommt, er ist jetzt da, also bitte beruhige Dich wieder."

Melanie nahm auf der Liege Platz. Immer wieder schaute sie zu ihrem Vater hin. Bei der kinesiologischen Testung zeigten sich die Gefühle **Anspannung** und **Druck**. Melanies Mutter bestätigte, dass Melanie beim Zubettgehen oft **angespannt** ist und auch immer wieder aus dem Bett auf die Toilette gehen muss, weil sie solch einen **Druck** verspürt. Dieses Angespanntsein und den Druck bemerkt die Mutter bei Melanie auch seit einiger Zeit in schulischem Belange.

Nun ging es darum, heraus zu finden, woher dieser **Druck** und die **Anspannung** kommen. Während die Sitzung ihren Lauf nahm, bemerkte ich die Unruhe des Vaters.
Diese Gefühle, Druck und Anspannung, zeigten sich als sogenannte **übernommene Gefühle**. Ich sagte zu Melanie: „Schau Melanie, das sind gar nicht Deine Gefühle, wir testen jetzt weiter zu wem dieser Druck und die Anspannung wirklich gehören."

Melanie fiel mir unmittelbar ins Wort: „Ich weiß es, sie gehören dem Papa."
Der Gesichtsausdruck von Melanies Papa sprach Bände. Sein Blick wurde ernst. Melanies Vermutung bestätigte sich. Die Gefühle waren **übernommene Gefühle vom Vater** und der Zeitpunkt war vor rund drei Monaten.

„Drei Monate – ja da hat das Bettnässen begonnen", ergänzte die Mutter.

„War sonst noch etwas in diesem Zeitraum?", fragte ich in Richtung Vater blickend. Dieser starrte mich mit großen Augen an und wurde von Minute zu Minute unruhiger.

Da meldete sich Meli wieder zu Wort: „Willst Du Dich zum Testen herlegen Papa? Komm, leg Du Dich her Papa."
„Nein Meli, passt schon", versuchte der Vater abzuwehren.
Die Mutter saß wie eine Zuschauerin dabei, ohne ein Wort zu sagen, bemerkte jedoch auch selbst die Anspannung des Vaters, die sich zum Höhepunkt zuspitzte.

Als Melis Vater mit den getesteten Gefühlen **Anspannung und Druck** und dem Zeitpunkt konfrontiert war, schüttelte er den Kopf, sah in die fragenden Augen seiner Frau und dann wieder zu mir. „Ich weiß nicht was Sie damit meinen und was das mit mir zu tun haben soll!", sagte er.
Mimik und Gestik und vor allem sein angsterfüllter Blick sagten jedoch etwas anderes.
Für einen kurzen Moment überlegte ich, wie ich diese sich offenbarenden Fakten verpacken könnte, damit der Vater es gut nehmen könnte. Doch er vermied schließlich auch den Blickkontakt zu mir und verschloss sich vollends.

In diesem Moment setzte sich die kleine Meli auf, kletterte von der Liege und fragte ihre Mutter, ob sie auf den Spielplatz gehen kann. Die Mutter, immer noch ein wenig irritiert, zog die Augenbrauen hoch und wandte mir einen fragenden Blick zu.

C: Natürlich Meli, wenn wir Dich brauchen, holen wir Dich.

Gerade so, als ob Meli nun ihren Beitrag geleistet hätte und der Rest sie nichts mehr angehen würde, spazierte sie aus dem Praxisraum hinaus und ging auf den Spielplatz.

Die Mutter wandte sich nun ihrem Mann zu: „Helmut, was bitte ist hier los? Es stimmt punktgenau. Diese Anspannung bei Dir nehme ich selber schon seit einiger Zeit wahr." Sie schaute fordernd zu ihrem Mann. Dieser vergrub den Kopf in seinen Händen und wippte mit seinem Oberkörper hin und her. „Gibt es etwas, was ich wissen sollte?", fragte sie.

Schwermütig begann ihr Mann zu erzählen: „Es ist so ziemlich genau drei bis vier Monate her, dass ich gekündigt wurde", stieß es ihm schließlich heraus.
„Du bist waaas?" schrie Melanies Mutter. „Gekündigt? Was heißt, Du bist gekündigt? Du fährst doch jeden Tag in die Arbeit."

Melis Mutter war fassungslos. Die Anspannung breitete sich durch den ganzen Raum aus.

Vater: „Ja, gekündigt! Ich habe noch einige Überstunden stehen und ein paar kleine Projekte, an denen ich noch arbeiten kann, aber in rund vier Wochen ist auch das vorbei. Ich wollte es Dir sagen, aber ich hatte genau vor dieser Reaktion hier Angst. So fuhr ich täglich nach Wien, war teilweise in der Arbeit oder bei Bewerbungsgesprächen. Glaubst Du, das ist leicht für mich? Ich mache mir selbst schon genug Druck und wollte Dich damit nicht belasten. Noch dazu planst Du schon fleißig unseren Sommerurlaub, wodurch ich noch mehr Druck bekam, ob und wie wir uns das jetzt überhaupt leisten können."

In Melanies Geschichte sieht man sehr gut, dass nichts verborgen bleibt.

Der Vater, der seinen Job verliert und es für sich behalten will, um seine Familie nicht unnötig zu belasten.

Kinder, Partner und auch Haustiere sind oft wie Schwämme. Sie leben mit uns und um uns und sie spüren auch ohne Worte, wie es uns wirklich geht. Wir können ihnen nichts vormachen. Aus Liebe wollen sie uns entlasten, uns etwas abnehmen.

So hat auch die kleine Melanie die Last des Vaters, **seine Anspannung**, **seinen ständigen Druck** so schnell wie möglich einen neuen Job suchen zu müssen, wahrgenommen. Nicht nur das, sie wollte ihren Papa entlasten und hat die emotionale Last (in Form des Drucks) auf sich genommen.

In der Nacht versuchte ihr kleiner Körper diese fremde Belastung, diesen Druck, über das Symptom des Bettnässens wieder loszuwerden. Hier arbeite ich gerne mit sogenannten Rückgaberitualen, in denen das Kind diese übernommene Last wieder dorthin zurückgibt, wo es hingehört.
Ist die betreffende Person anwesend, wie der Vater in Melanies Situation, beziehe ich sie hier direkt mit ein. Das Kind kann all diese übernommenen Gefühle (den Druck und die Anspannung) symbolisch in eine Kiste packen, die ich bei Bedarf mit Büchern beschwere, um dem Kind diese Last auch körperlich spürbar zu verdeutlichen. Anschließend übergibt das Kind die befüllte Kiste symbolisch der jeweiligen Person.

Dieses Rückgaberitual kann aber auch mit inneren Bildern erfolgen.
Das Kind schließt die Augen und stellt sich die betroffene Person, dem es die Last abnehmen wollte, gegenüber vor und lässt dann all das, was dem Gegenüber gehört dorthin zurückfließen. Sei es in Form von Luftballons oder Seifenblasen, etc.

Oft hilft es dem Klienten, diesen Vorgang mit lauten Atemzügen, bzw. lautem Hinausblasen (der Luftballons) zu begleiten.

PAULI UND SEIN ASS IM ÄRMEL

(Bettnässen 3)

Ich notiere mir meist im Vorfeld beim telefonischen Erstkontakt das jeweilige Thema, Anliegen, mit dem mich der Klient aufsuchen möchte. Heute stand der zehnjährige Pauli in meinem Kalender: Thema BETTNÄSSEN.

Über die Jahre habe ich immer wieder beobachtet in welcher Körperhaltung die Kinder gerade bei diesem Thema zu mir in die Praxis kommen.
Den Mädels ist es meist unangenehm. Sie kichern und suchen im Vorgespräch Körperkontakt zur Mama, um sich hinter ihr zu verstecken oder Schutz zu suchen, so, als ob sie gar nicht da wären, um ja nicht über das Bettnässen sprechen zu müssen.

Die Burschen kommen meist mit gesenktem Blick bei der Tür herein und auf meine Frage, was sie denn zu mir führt, reagieren speziell die Burschen häufig peinlich berührt und schüchtern und vermeiden Blickkontakt.

Termin Pauli

Kurz vor 15:00 Uhr, klopfte es an meiner Türe und noch bevor ich diese öffnen konnte, stürmte ein selbstbewusster, fröhlicher blonder Lockenkopf in meinen Praxisraum.

„Hallo", rief er fröhlich, gab mir die Hand und grinste mich über das ganze Gesicht an. Seine blitzblauen Kulleraugen unterstrichen sein fröhliches Gemüt und die lustigen Sommersprossen auf seiner Nase rundeten das Bild perfekt ab.

Momentan war ich irritiert von seinem Auftritt und dachte mir: der kleine Strahlemann kommt sicherlich nicht wegen Bettnässen – da habe ich wohl etwas falsch notiert.

„Hallo Pauli, schön Dich kennenzulernen", begrüßte ich ihn. Seine Mutter hatte das gleiche sonnige Gemüt wie ihr Kind. Die beiden nahmen auf der Couch Platz. Pauli grinste mich fortwährend an.

Als ich der Mutter das Anmeldeformular ausfüllen ließ, fiel mir auf, dass sie aus der Nähe von Linz kamen.
C: Aus Eurer Adresse sehe ich, dass Ihr einen weiten Anfahrtsweg hattet.

Mutter: „Das können Sie laut sagen. Zwei Stunden Anfahrt, zwei Stunden Rückfahrt, also vier Stunden Fahrtzeit, dann bei Ihnen ca zwei Stunden Sitzung und dann kehren wir beim nachhause Fahren natürlich gleich irgendwo zum Abendessen ein. Macht rund sieben Stunden, da geht schon ganz schön viel Zeit drauf (seufzt), aber wir wollen ja nichts unversucht lassen, stimmt es Pauli?"
Der junge Mann stimmte ihr wieder freudestrahlend nickend zu.

Ich war immer noch irritiert und gespannt, was denn nun tatsächlich das Anliegen dieses fröhlichen Burschen sei.

C: Was führt Euch zu mir? Worum geht es?

Die Mutter ergriff das Wort: „Wie bereits am Telefon besprochen, es geht um Pauli."

Ich blickte zu Pauli, der immer noch strahlte, fast noch mehr, kam mir vor.

C: Also es geht um Dich, Pauli?

„Ja, es geht ums Bettnässen", antwortete Pauli (und da war es schon wieder, dieses Strahlen über das ganze Gesicht)
C: Also ums Bettnässen
(erwiderte ich, ein wenig irritiert von seiner so freudigen Mimik, während er das Wort Bettnässen sagte).
C: Ok, was habt ihr denn diesbezüglich schon unternommen? Ist es auch ärztlich abgeklärt?

Die Mutter zählte auf, wo die beiden schon überall waren:
von Urologen, Hypnotherapien, Craniosacral-Behandlungen, einer Reiki Meisterin, zuerst im Raum OÖ, dann in Wien und nun sind sie bei mir in NÖ gelandet.

Sie hatte von allen Ärzten und Therapeuten Folder bei sich, die sie mir vorlegte. Es war eigenartig.

C: Ich muss gestehen, ich bin ein wenig irritiert, denn das alles sind namhafte Therapien, die Sie in Anspruch genommen haben. Was hat geholfen?
Mutter: „Nichts, im Gegenteil, oft wurde es danach noch stärker."

Dieser Bursche war einer meiner ersten Klienten. Aufgrund meiner damaligen Erfahrung war mir neu, dass es so viele verschiedene Ansätze gab, schulmedizinisch, alternativ, körpertherapeutisch und nichts half.

Es würde wohl seinen Sinn haben, dass Pauli zu mir kam. Ich stellte meine eigenen Fragezeichen hinten an und erklärte Pauli und seiner Mutter den Ablauf einer Sitzung. Pauli nahm auf der Liege Platz.

Wir begannen wieder mit der sogenannten Einspeicherung des Themas, jenem Ablauf, bei dem ich den Klienten bitte, sich mit allen Sinnen gedanklich in die Stress-Situation hinein zu versetzen (wie fühlt es sich an, wie geht es ihm dabei etc.), um wieder mit Hilfe des kinesiologischen Muskeltests die Reaktionen ablesen zu können. Ich bat Pauli, sich mit geschlossenen Augen vorzustellen, wie es sich für ihn anfühlt, wie es ihm dabei geht, wenn er munter wird und das Bett nass ist. Sobald er dieses Gefühl wahrnimmt, soll er mir mit Kopfnicken ein Zeichen geben.

Gerade diese Szene in Bezug auf das Thema BETTNÄSSEN ließ die jungen Klienten immer sehr ausdrucksstarke Verrenkungen, Mimiken und angespannte Gesten auf der Liege machen. Einige Kinder verkrampften sich am ganzen Körper, manche gingen in eine unangenehme Starre, andere in einen Zustand von Ekel, wieder andere kauerten sich zusammen während sie sich in diese Situation hineinversetzten.

Nicht so Pauli.

Ich leitete ihn mit folgenden Worten an:
„Du atmest tief ein und aus, Pauli, Du schließt Deine Augen und gehst jetzt gedanklich wie jeden Abend in Dein Bett schlafen (Pauli hatte die Augen geschlossen, strahlte aber dennoch über das ganze Gesicht)."
Ich sprach weiter: „Du liegst in Deinem Bett und schläfst ein (sein Grinsen schien noch fröhlicher zu werden und er nickte auch immer wieder zustimmend bei jeder Passage), „dann wirst Du wach, weil dein Bett ganz nass ist …"

Ich wartete auf ein Krampfen, ein Zucken, ein ekelerregendes Abwenden – aber nichts von all dem geschah. Dieses wirklich süße Grinsen war immer noch da und auch sein zustimmendes Nicken, mit dem er mir aufzeigen wollte, dass er jetzt in dieser Situation des nassen Bettes war.

Ich legte nach: „Du spürst Pauli, wie der nasse, kalte Pyjama an Dir klebt (er schien es wirklich zu genießen und ich legte nochmal nach), während Du Dich im kalten, nassen Bett hin und her wälzt und auch Dein Körper sich schon ganz nass und kalt anfühlt."

Egal, wie sehr ich mich für Pauli ins Zeug legte, es kam kein Widerstand, keine Stressreaktion seitens seines Körpers. Ich holte zum „letzten Schlag" aus und sprach nun auch andere Sinnesorgane von Pauli an:
C: „Während Du die Augen geschlossen hältst, Pauli, spürst Du nicht nur dieses nasse, kalte Bettgewand, du riechst es auch, diesen scharfen, strengen Uringeruch …"

Mein Einsatz verfehlte seine Wirkung komplett. Pauli suhlte sich förmlich in seinem imaginären kalten, nassen, übel riechenden Bett und nickte mit dauergrinsendem, fröhlich entspanntem Gesicht in meine Richtung.

Was passierte hier gerade?

Ich atmete tief ein und aus und hatte einen kurzen Augenblick lang das Gefühl, so hier nicht weiter zu kommen. Plötzlich kam mir ein Impuls, dem ich auch sofort folgte.

Ich setzte in einer Endlosschleife mit meinen Erzählungen für Pauli fort und ergänzte: „Du stehst auf in der Früh, Pauli, wie jeden Morgen, gehst Dich duschen und der nächste Tag beginnt." Pauli lauschte mit seinem Dauergrinsen meinen Ausführungen. „Auch dieser Tag geht zu Ende, Du legst Dich wieder in Dein Bett (Pauli lächelte entspannt, natürlich zustimmend nickend) und Du wachst am nächsten Morgen auf (Paulis Grinsen war immer noch da) und da bemerkst Du Pauli, dass Dein Bett ganz, ganz TROCKEN ist."

Nachdem Pauli das Wort TROCKEN hörte, war es mit dem Grinsen vorbei und er riss irritiert über diese Aussage seine Augen auf. Genau diese Stressreaktion, die sein Körper nun eindeutig aufzeigte, nahm ich als Einstieg für die kinesiologische Sitzung.

Zur besseren Veranschaulichung:
Großteils arbeite ich immer mit dem Problem-Zustand (in diesem Fall das nasse Bett) und darauf reagiert der Körper des Klienten zu 99% mit Stress.
In diesem Fall machte es Pauli sichtlich keinen Stress.
Also wählte ich den umgekehrten Weg, statt des Problem-Zustands, bat ich ihn an den Wunsch-Zustand (trockenes Bett) zu denken. Alleine der Gedanke daran, machte Paulis Körper Stress.

Es zeigten sich über die kinesiologische Testung folgende Gefühle:
Mangel an Zuwendung und Mangel an Nähe
Paulis Mutter starrte mich mit aufgerissenen Augen an. Es wirkte, als dürfte soeben ein Film in ihr ablaufen, und sie schien nun alle Zusammenhänge klar vor sich zu haben.

Ich erklärte Pauli, dass sein Körper auf das Symptom, also die Vorstellung, dass das Bett nass ist, nicht mit Stress reagiert, wohl aber auf die Vorstellung, dass das Bett trocken ist.

Paulis Geschichte:
Als er acht Jahre alt war, bekam Pauli ein Geschwisterchen, die kleine Iris.
Nichts war mehr wie früher. Es war schön, dass sie da war, aber es änderte sich auch vieles für den Erstgeborenen. Natürlich brauchte Iris ganz viel Aufmerksamkeit, sie hatte ein gesundheitliches Manko und musste viele Therapien in Anspruch nehmen. Diese Zeit, diese Aufmerksamkeit fehlte aber nun Pauli.

Da begann Pauli dann ab und zu einzunässen, ganz unbewusst. Je öfter er einnässte, umso mehr verlagerte sich die Aufmerksamkeit der Mutter auf den einnässenden Pauli.

Das Bettnässen war zu seinem Ass im Ärmel geworden.
Er begann zu erzählen, dass die Mama, seit das Bettnässen da war, viel mehr Zeit mit ihm alleine verbrachte. Bedurfte die kleine Iris aufgrund ihrer Therapien viel Zeit, so hatte Pauli nun mit dem Bettnässen sein „Manko" gefunden, dass ihm die Aufmerksamkeit der Mama zurückbrachte. Mamas Terminkalender war voll mit Terminen, meistens für Iris Therapiestunden. Also wurde der Donnerstagnachmittag umdisponiert, zum Therapietag für Pauli.

Seine Augen leuchteten, als er mir davon erzählte: „Da sind die Mama und ich dann immer ganz alleine unterwegs. Zuerst waren wir in der Nähe von Linz bei einem Arzt und einem Therapeuten und danach gingen Mama und ich zu McDonald's. Und auch wenn wir nach Wien zum Urologen fuhren, danach gingen wir zu McDonald's. Und als die Mama mir erzählte, dass wir zu Dir fahren, habe ich den nächsten McDonald's herausgesucht, der ist in Hollabrunn und da fahren wir jetzt nach Dir gleich hin."

Das Faszinierende daran war, mit welcher Überzeugung, mit welcher Selbstverständlichkeit dieser kleine Bursche alles im Griff hatte.

Er kontrollierte sein Symptom, die besten Therapeuten konnten es ihm nicht wegnehmen und er kontrollierte den Terminkalender seiner Mama. Durch das Bettnässen hatte er sich jeden Donnerstagnachmittag einen fixen Platz in Mamas Kalender gesichert.

Welchen Einsatz bringt ein Kind auf, um das zu bekommen, was es so dringend braucht?

Die Mutter war einerseits fasziniert und teilweise beschämt: „Das macht jetzt alles Sinn, auf das wäre ich nie gekommen. Es stimmt absolut. Pauli war lange Zeit ein Einzelkind, auch das einzige Enkelkind, alles drehte sich nur um ihn. Als dann Iris geboren wurde, mit einem angeborenen Herzfehler, drehte sich natürlich alles um sie, um ihre Therapien. Da blieb für Pauli nicht mehr viel Zeit übrig. Das war mir nicht bewusst und irgendwie beschämt mich das jetzt, dass ich es nicht früher bemerkt habe."

C: Es gibt hier keine Schuld und keinen Schuldigen. Pauli ist der Erstgeborene. Er war zuerst da und er war es gewohnt, wie jeder Erstgeborene, dass er die alleinige Aufmerksamkeit bekommt. Wenn dann das nächste Kind geboren wird, wird aus dem bisherigen König der sogenannte entthronte Erstgeborene.

Das muss nicht immer gleich sein, dennoch beobachten wir eine Tendenz in unserer Arbeit mit Kindern, dass es dann verschiedene Strategien der Erstgeborenen gibt. Sie nehmen wahr, da ist jetzt jemand, der ist gar nicht so selbständig wie ich, der wird gewickelt, wird gefüttert und bekommt viel mehr Aufmerksamkeit als ich.

Sie beginnen das dann oft nachzuahmen und regredieren wieder zum Kleinkind. So kann es sein, dass ältere Geschwister wieder Einnässen oder Einkoten (das kleine Geschwisterchen wird ja auch gewickelt), oder, dass sie wieder in die Babysprache verfallen oder auch Bereiche, die sie schon längst integriert haben, wieder aufgeben. Sie schlafen nicht mehr alleine im Zimmer, wollen nicht mehr zu Oma und Opa, sondern bleiben lieber bei der Mama, aus Angst, wenn das kleine Geschwisterchen die Mama noch mehr für sich bekommt, dann sind sie vielleicht ganz vergessen.

Sie können mit Eifersucht auf das jüngere Geschwisterchen reagieren, oder indem sie ihre Wut und Hilflosigkeit über diese neue Situation dann in Form von Gewalt ausüben. Wenn sie dann noch von Mama und Papa hören:

„Was machst Du denn? Sei vernünftig, Du bist doch der/die Älter/e" – Das wiederum ist erneut Salz in deren Wunde, weil sie TROTZDEM immer noch Kind sind.

Zurück zu Pauli:
Pauli war in keinster Weise beschämt, ertappt worden zu sein. Im Gegenteil, es war einfach eine unbewusste Überlebensstrategie für ihn, die er entwickelt hatte und die hervorragend funktionierte.

Der junge Mann wollte wissen, wann er denn wieder zu mir kommen könnte. Die längere Anfahrt hatte ja auch einen besonderen Reiz, denn je weiter die Anreise, umso länger hat er die Mama für sich alleine.

C: Pauli, wir sind schon fertig. Du brauchst nicht mehr zu kommen. Ich habe jedoch eine Hausübung für Dich und Deine Mama.
(Pauli lauschte gespannt)
Jeder Donnerstagnachmittag wird ab sofort zum „Pauli-Nachmit-

tag" und statt in der Gegend herumzufahren, könnten Du und Deine Mama einfach eine schöne Zeit miteinander verbringen.

Pauli war begeistert und sofort damit einverstanden.
Seine Mama meinte: „Sind Sie sicher, dass wir nicht nochmal kommen müssen?"
C: Ich bin mir sicher und halten Sie mich bitte auf dem Laufenden.

Einige Wochen später schrieb mir Paulis Mutter eine E-Mail.

Liebe Frau Berger!
Wie von Ihnen vorgeschlagen, haben wir die nächsten Donnerstage etwas gemeinsam unternommen, nur Pauli und ich. Einmal waren wir im Kino, Radfahren und im Museum. Bereits nach dem Kinobesuch am ersten Donnerstag hörte das Bettnässen schlagartig auf. Ich war sehr beeindruckt und heilfroh.
Weiters muss ich gestehen, dass ich am fünften Donnerstag etwas Berufliches erledigen musste und Pauli daher ersuchte, dass wir ausnahmsweise diesen einen Donnerstag ausfallen lassen. Nur dieses eine Mal! Pauli stimmte zu. Als der nächste Donnerstag kam, hatten wir Inventur in der Firma und ich vertröstete Pauli neuerlich auf einen weiteren Donnerstag. Noch in derselben Nacht war Paulis Bett nass!
Ich führte gleich den nächsten Tag (Samstag) als Pauli-Ersatz-Tag ein und das Bett war wieder trocken. Unglaublich! Ich weiß ja jetzt worum es ihm wirklich geht.
Herzlichen Dank und ganz liebe Grüße aus Linz, besonders auch von Pauli ☺.
Maria M.

MAMA, ICH BESCHÜTZE UNS BEIDE

(Bettnässen 4)

So witzig und amüsant die Geschichte von Paulis Bettnässen ist, so berührend und tragisch ist die Hintergrundgeschichte von Leonies Bettnässen.

Leonie, elf Jahre, kam mit ihrer Mutter zu mir. Ein etwas schüchternes Mädchen, das, so bemerkte ich, immer Rücksicht auf die Mama nahm.
Sei es in kleinen Situationen, dass sie der Mama das Wasser nachschenkte, oder auch im Gespräch, dass sie immer wieder einen fast schon fürsorglichen Blick auf ihre Mutter warf.

Leonie war schon einmal bei mir wegen des Bettnässens. Nach der Sitzung schrieb mir die Mutter, dass es stärker geworden sei. Jeder, der schon mit Homöopathie zu tun hatte, kennt den Begriff der Erstverschlimmerung.
Oft wird gesagt, dass eine Verschlimmerung erwünscht ist, weil sie eine gute Mittelwirkung anzeigt. Ich erklärte Leonies Mutter, dass es durchaus sein kann, dass sozusagen ein heikles Thema angerissen wurde und nun alles hochbricht bzw. auch einiges in Leonie rebelliert.

Auch nach Leonies zweitenTermin bei mir verringerte sich das Bettnässen nicht, sondern wurde noch massiver.
Leonie hatte in den beiden Sitzungen sehr wohl etwas lösen können, weil es auch um das Thema Druck ging, den sich Leonie selbst in der Schule machte. Dieser schulische Druck wurde leichter, jedoch das ursprüngliche Thema mit dem sie zu mir

gekommen war, das Bettnässen, blieb hartnäckig und wurde immer stärker.

Bei Leonie hatte ich das Gefühl, sie mit Glace-Handschuhen „berühren" zu müssen. Sie wirkte auf mich einerseits sehr stark, gleichzeitig aber auch zerbrechlich. Es waren ambivalente Gefühle, die ich in Bezug auf Leonie wahrnahm.

Die Königsdisziplin in unserer Arbeit ist für mich eindeutig, dem Klienten den Raum zu geben, den er braucht. Den äußeren Raum – hier stellt der Coach seinen Praxisraum zur Verfügung, mit den verschiedensten Utensilien und Hilfsmitteln, um den Klienten bestmöglich zu unterstützen und natürlich auch den zeitlichen Rahmen dazu. Genauso wichtig und wertvoll jedoch ist der „innere Raum".
Der Raum, in dem der Klient sich völlig frei bewegen kann, in seinem Tempo, egal, ob er kleine Schritte gehen möchte oder große Schritte, ob er stehenbleiben und an seinem Symptom möglicherweise noch stärker festhalten möchte oder nicht.

Jegliche Wertungen bezüglich großer oder kleiner Schritte sind hier irrelevant, weil jeder seine eigenen Wahrnehmungen und Empfindungen hat.

Verständlicherweise gibt es Eltern, die sich nach zwei oder drei Sitzungen die absolute Entfernung des Symptoms wünschen, ähnlich wie beim Zahnarzt, der kaputte Zahn soll gezogen werden – weg mit ihm, damit alles rasch wieder seinen gewohnten Lauf nimmt. Als Mutter von drei Kindern kann ich das durchaus verstehen und oft ist es auch so, dass es nur wenige Sitzungen braucht, doch das muss nicht die Regel sein.

Was aber, wenn der kaputte Zahn gar nicht das wirkliche Übel ist, sondern die Ursache viel tiefer liegt? Möglicherweise ist das

Zahnfleisch entzündet und ein Eiterherd hat den Kiefer befallen. Wie viel Sinn macht es dann, wenn wir nur den Zahn ziehen, aber den Eiterherd ignorieren?

So können sich auch viele Symptome viel tiefschichtiger als vermutet zeigen.

Zurück zu Leonie:

Ich bin Leonies Mutter sehr dankbar, dass sie auch nach der zweiten Sitzung, die wohl Veränderungen in Leonies Schulverhalten bewirkte, jedoch das Bettnässen vehement verstärkte, nicht aufgegeben hat.

Eine mögliche Angst der Mutter, das Bettnässen könnte nach einer weiteren Sitzung noch viel stärker werden, wäre durchaus verständlich gewesen. Leonies Mutter jedoch sagte einen wunderbaren Satz: „Sie haben bei einem Vortrag gesagt: ich freue mich auf die Menschen die bereit sind, einen Blick hinter die Kulissen zu riskieren, welche Botschaft der Körper da bereit hält. Ich möchte hinter die Kulissen von Leonies Bettnässen schauen. Dass es mit jedem Mal stärker wird, zeigt mir, dass es da einen unbewussten, aber doch eindeutigen Grund geben muss, welcher die Lösung anscheinend verhindert oder blockiert. Wir vertrauen Ihnen und gehen diesen Weg zu Ende, egal wie lange er dauert."

Es sollte nicht mehr lange dauern.

Bei der dritten Sitzung schlug ich Leonies Mutter vor, dass wir nicht mit dem IST-Zustand (nasses Bett) sondern mit dem WUNSCH-Zustand (trockenes Bett) – ähnlich wie bei Pauli – einsteigen können, denn das ist ja der Wunschzustand und alles was das noch verhindert, würde sich nun über den Muskeltest zeigen.

Leonies Mutter stimmte zu und gleichzeitig bemerkte ich, dass Leonie heute sehr unruhig war. Die Fährte, der wir folgten, schien die Richtige zu sein.

Leonie nahm wie immer auf der Liege Platz und ich bat sie, sich mit geschlossenen Augen vorzustellen, dass sie in ihrem Bett liegt und morgens wach wird, statt des bisher nassen Bettes, befände sie sich nun in einem trockenen Bett.

Noch bevor ich fertig gesprochen hatte, spürte ich, wie Leonies Puls anstieg, es schien als würde ihr Herz zu rasen beginnen und sie hielt ihren Atem an. Ich spürte Leonies Angst. Tränen liefen über ihr Gesicht, ganz leise, ohne einen Laut von sich zu geben.

Ihr Körper kommunizierte ganz eindeutig mit mir, aber Leonie wollte und konnte kein Wort sprechen. Sie presste ihre Lippen fest aufeinander und schüttelte immer nur den Kopf. Diese körperlichen Stressreaktionen speicherte ich sofort ein. Wir einigten uns darauf, dass sie kein Wort sagen muss, sondern all ihren Emotionen freien Lauf geben kann, während ich über den Muskeltest mit ihrem Unterbewussten kommunizierte.

Mit jeder Frage, die ich stellte, spürte ich, dass sich auch mein Hals zuschnürte und ich nahm die Angst und Anspannung im Raum wahr, die sich von Leonies kleinem Körper ausbreitete.

Die Mutter nahm ich während dieses Prozesses nur peripher wahr.

Es testeten die Organe NIERE und BLASE mit den Gefühlen, **Panik, Angst, Schock, nicht Nein sagen können.**

Kaum hatte ich diese Worte ausgesprochen, schienen sie im Raum nachzuhallen und Leonie brach in Tränen aus. Gleich-

zeitig bemerkte ich, dass sie in diesem Moment auch auf meiner Liege einnässte. Sie krümmte sich zusammen und drehte sich in Seitenlage.
Leonies Mutter sprang auf und umklammerte ihre Tochter.

Ich ließ den beiden die Zeit, die sie brauchten, um dem was hier an die Oberfläche drängen wollte, Raum zu geben.

Nach einer Weile stammelte Leonie immer wieder: „Es tut mir so leid Mama, es tut mir so leid."
Die Mutter konnte mit Leonies Worten nichts anfangen, spürte aber sehr wohl, dass etwas Schlimmes passiert sein musste, auch wenn sie noch keine klaren Zusammenhänge herstellen konnte.

Ich liebe den Muskeltest, er ist für mich ein wunderbares Instrument, ein Sprachrohr des Menschen, selbst dann, wenn der Mensch akustisch nichts sagen möchte oder kann. Dann gibt der Muskeltest dem Körper eine Stimme.

Leonies Mama hielt ihre Tochter ganz fest und gab ihr die Zeit, die Leonie brauchte und es brauchte viel Zeit, bis sie sich sammeln konnte und schließlich ihre Geschichte zu erzählen begann:

Leonies Vater war Spieler. Er verlor seinen Job, verspielte beinahe alles was sie hatten und ertränkte seine Sorgen immer wieder in Alkohol.
Je mehr er getrunken hatte, umso aggressiver wurde er, bis er schließlich begann Leonies Mama zu schlagen.
Diese schaute nicht lange zu, reichte die Scheidung ein und zog mit Leonie zurück zu ihren Eltern.
Das war keine leichte Zeit für die beiden. Das Geld war mehr als knapp. Auch Leonies Großeltern hatten nur eine kleine Wohnung und konnten ihre Tochter finanziell nicht unterstützen. Die

Stimmung zwischen Leonies Mutter und den Großeltern war nicht die Beste, da Leonies Großvater selbst Alkoholiker war.

Doch das Schicksal schien es gut mit den beiden zu meinen und die Mutter lernte in der Arbeit Reinhard kennen. Alleinerziehender Vater eines Jungen, gut situiert, verständnisvoll, einfühlsam und wohlhabend – ein Jackpot auf allen Ebenen für Leonie und ihre Mutter.

Alles schien perfekt zu sein.
Binnen kürzester Zeit zogen die beiden aus der Unterkunft der Großeltern in Reinhards geräumiges Haus, das keine Wünsche offen ließ.
Auch für Leonie war Reinhard immer da, ein liebevoller, verständnisvoller Stiefvater.
Wenn Leonies Mama sie zu Bett brachte, sprachen sie immer wieder darüber, wie dankbar sie sind, dass alles so gut ausgegangen ist.
Leonie erzählte weiter:

„Die Mama war so glücklich und ich war es auch, wir haben es so gut wie nie zuvor und Reinhard war so lieb zu meiner Mama und zu mir."

STILLE

Leonie schluckte und sagte: „Ich hatte solche Angst Mama, wenn ich Dir das erzähle, dann müssen wir wieder weg von Reinhard und all dem Schönen hier. Dann müssen wir wieder zu Oma und Opa in die kleine Wohnung und dem ganzen Streit zurück."

Leonies Mutter verstand kein Wort und fragte ihre Tochter: „Warum sollten wir wieder weg müssen, Leonie?"

STILLE

„Warum bitte Leonie sollten wir wieder weg müssen?"

Leonie: „Wegen dem was er mit mir macht!"
(und sie verbarg ihr Gesicht voller Scham in ihren Händen)
Die Mutter packte ihre Tochter an den Armen und schrie:
„Was Leonie macht Reinhard? Sag mir jetzt sofort was er mit Dir macht!"

Leonie schluchzte nur noch mehr und stammelte:
„Nicht Reinhard, Mama! Reinhard macht gar nichts! Lukas macht das!"

Lukas war Reinhards 16-jähriger Sohn.

Und Leonie erzählte weiter, so gut sie es konnte:

Vor einigen Monaten wurde sie in der Nacht wach und erschrak, weil Lukas plötzlich in ihrem Bett lag. Sie war völlig erstarrt, weil er mit seiner Hand in ihrer Pyjamahose war und so komische Geräusche dabei machte.

Am nächsten Tag dachte Leonie, dass das ein böser Traum gewesen sein musste. Doch noch in derselben Nacht machte sich der Stiefbruder wieder an Leonie zu schaffen. Alles was ihr in diesem Schockzustand möglich war, war zu weinen. Als sie Lukas zu verstehen gab, dass sie das nicht möchte, meinte Lukas, dass er auch nicht möchte, dass Leonie und ihre Mutter bei ihnen nun im Haus leben und wenn sie etwas sagen würde, dann würden Leonie und ihre Mutter wieder dort landen, wo sie hergekommen waren.

Das war noch schlimmer für Leonie, vor allem wollte sie das nicht nur sich, sondern vor allem ihrer Mutter nicht antun, wieder zurück in die kleine Wohnung der Großeltern, wo täglicher Streit vorprogrammiert war.

So ertrug sie täglich die nächtlichen Besuche des Stiefbruders. Eines Nachts wachte sie auf und bemerkte, dass Lukas gerade wieder zu ihr ins Bett kommen wollte, doch etwas war anders, irgendetwas schien ihn davon abzuhalten zu ihr ins Bett zu kommen.

Leonies Bett war nass! Sie hatte es zuerst gar nicht bemerkt. Lukas war angewidert von ihrem nassen Bett und ging wieder. In diesem Moment erkannte Leonie ihre Chance, Lukas von sich fernzuhalten und gleichzeitig nichts verraten zu müssen. Das Bettnässen wurde zu einer Art Schutzschild für sie, das ihr den nächtlichen Peiniger verlässlich fernhielt.

Daher auch die Tränen und der Widerstand, bei dem Gedanken, das Bett ist trocken. Auf das Bettnässen war schließlich Verlass.

Faszinierend für mich ist das Zusammenspiel von Körper und Seele. Das Bettnässen war Leonies Grenzmauer, die sie um ihr Bett und ihren Körper errichtet hatte. Mit jeder Sitzung schien die Grenzmauer bedroht zu werden und so wurde sie noch stabiler, das Bettnässen noch heftiger.

Das Vertrauen und intuitive Gespür der Mutter hier dranzubleiben, hat schließlich sichtbar gemacht, was sich hinter den Kulissen abspielte.

Lukas wurde für seine Tat zur Verantwortung gezogen, ging in stationäre Therapie und zog danach zu seiner Mutter.

Leonies Mutter und Reinhard sind mittlerweile verheiratet.

Nur durch die Dunkelheit kommst Du ans Licht

Lass die Erwartung los,
dass alles im Leben glatt laufen müsste.
Das ist eine Illusion.
Alles dient Deiner Entwicklung.
Alles dient dem Leben.

Für sich allein betrachtet scheint es
gute und schlechte Situationen zu geben.
Doch übergeordnet betrachtet gibt es
kein Gut oder Schlecht.
Jenseits von allen Grenzen
und Bewertungen,
jenseits von Gut oder Schlecht,
Richtig oder Falsch,
findet das wahre Leben statt,
in der sich Dein Bewusstsein ausdehnen darf.

Jenseits Deiner Bewertungen!

Die Höhen und Tiefen des Lebens –
alles gehört zusammen!
Alles erfüllt einen höheren Sinn!
Ursache und Wirkung.
Nur durch die Dunkelheit
kommst Du ans Licht.

Es sind gerade die Herausforderungen des Lebens
durch die wir in unsere wahre Größe hineinwachsen.
Betrachte daher ein Problem als Chance
für Deine persönliche Weiterentwicklung.
Deine Seele ist hier
um Erfahrungen zu machen

und daran zu reifen.
Das Leben hier auf dieser Erde
dient Deiner Seele wie eine Ausbildungsstätte.

Mit dieser Sichtweise ist es Dir in Zukunft
vielleicht auch möglich Probleme
ohne Wertung als Situationen zu betrachten
und ja,
sie sogar als Geschenke anzunehmen
durch die Du Wachstum und Reife erlangst.

(Güler Temiz)

ICH SEH ICH SEH, WAS DU NICHT SAGST

(Bettnässen 5)

In der nächsten Geschichte geht es um den achtjährigen Thomas. Er kam ebenfalls mit seiner Mama zu mir, mit dem Thema Bettnässen.

Das Schöne ist, dass immer wieder so viel Unterstützung rund um uns ist, die Frage ist, ob wir es auch zulassen können.

Nicht nur im therapeutischen Bereich, sondern all die Wahrnehmungen, denen wir leider viel zu selten folgen, wie unserem Bauchgefühl, das uns davon abrät eine bestimmte Entscheidung zu treffen. Machen wir dann trotzdem, wozu uns unser Bauchgefühl längst abgeraten hat, weil wir denken, dass wir es tun sollten oder uns dazu überreden lassen, bereuen wir danach oft, so gehandelt zu haben und nicht auf unser Gespür gehört zu haben.

In Bezug auf meine Wahrnehmung meine ich die vorhin beschriebenen Passagen, z. B. bei Leonie, wo ich das Gefühl hatte, sie mit Glace-Handschuhen anfassen zu müssen, mich wie auf rohen Eiern vortasten zu müssen. Weil sie sich einerseits so zerbrechlich anfühlte, andererseits nahm ich jedoch diese massive Mauer wahr, die, so schien es, mit jeder Sitzung immer noch stärker wurde.

Manchmal ist es nur ein Wort, das der Klient sagt und genau dieses eine Wort kann der Schlüssel für die Lösung sein. Dieses Wort verbleibt dann noch im Raum, lange nachdem es ausgesprochen wurde. Manchmal nehme ich es auch irritierend wahr, wenn ich innerlich etwas anderes spüre, als äußerlich gezeigt wird.
Auch das kennen wir. Wenn wir Menschen treffen und diesen Smalltalk Satz fragen: „Na, wie geht es Dir denn?" Wie aus der Pistole geschossen entgegnet unser Gegenüber meistens: „Gut, danke." Das wird uns oft erzählt, vielleicht auch im Außen präsentiert, dennoch spüren wir etwas ganz anderes, wenn wir wirklich hinhören.

Zurück zu dem achtjährigen Thomas mit dem Thema Bettnässen:

Während Thomas auf der Liege lag, sprach ich ihn eigenartigerweise mit Christian an und ertappte mich dabei, dass ich mich sofort selbst ermahnte, dass ich anscheinend nicht gut konzentriert sei, denn warum sonst sollte mir das passieren, dass ich den Namen verwechsle?

Ich hatte immer schon einen hohen Qualitätsanspruch an mich selbst und so forderte ich von mir höchste Konzentration ein.

Damit es mir nicht nochmal passieren würde, schrieb ich auf mein Sitzungsprotokoll in großen Buchstaben, den Namen THOMAS.
Einige Abfragen lang ging es gut und dann passierte es wieder.
Ich sprach Thomas wieder mit Christian an.
Es war mir unangenehm und ich war damals weit entfernt davon, das als Zeichen oder Hinweis zu sehen, sondern begann sofort mich in Bruchteilen von Sekunden selbst zu hinterfragen und zu bewerten.

„Was war denn heute los mit mir? Warum spukte mir dieser Name Christian ständig im Kopf herum?"
Ich ging gedanklich die Sitzung davor durch, da ging es auch um einen Burschen. Aber der hieß Lorenz. Woher also kam der Name Christian plötzlich so aus dem Nichts?

Ich blätterte in meinen Unterlagen, um von dem mir peinlichen Moment abzulenken, während ich mich selbst nochmals ermahnte, konzentriert zu bleiben. Mein Gedankenkarussell wurde abrupt durch Thomas 'Frage unterbrochen.
K: Mama, ich finde das lustig, dass sie sich meinen Namen nicht merken kann und immer Christian zu mir sagt!

Na wunderbar, dachte ich mir, jetzt fällt es schon meinem kleinen Klienten auf. Konzentriert und mit klarer, lauter Stimme testete ich weiter und es ging gut voran.

Beim Testen zeigten sich bei Thomas die Gefühle **sich schuldig fühlen** im Organ BLASE.
Der Blick der Mutter wurde nervöser, sie sagte aber kein Wort dazu.

„Sich schuldig fühlen testet in der Blase, fällt Dir etwas dazu ein?", fragte ich den jungen Mann, um zu vermeiden ihn direkt anzusprechen und vielleicht wieder Christian zu sagen.
Thomas meinte, dass er sich der Mama gegenüber schuldig fühlt, wenn das Bett nass ist und sie dann mehr Arbeit hat und es immer wieder abziehen muss.
Wichtig war auch noch zu eruieren, ob das Gefühl „sich schuldig fühlen" ein eigenes Gefühl von Thomas oder ein übernommenes Gefühl war.
Es zeigte sich eine starke Reaktion über den Muskeltest auf die Frage hin, ob es ein übernommenes Gefühl sei.
Konzentriert blieb ich dran und wiederholte laut was sich über die Testung zeigte, um jegliche Ablenkung meinerseits zu vermeiden.
C: Also es geht bei Dir um das Gefühl sich schuldig fühlen und Du hast dieses Gefühl von jemandem übernommen.

Bevor ich weiterfragen konnte, unterbrach mich Thomas und meinte: „Ich weiß von wem, von der Mama."
C: Von der Mama glaubst Du? Dann schauen wir mal was Dein Körper dazu sagt.

Es zeigte sich eine eindeutige Reaktion in Bezug auf die Mutter. Diese saß mit Tränen in den Augen da, was ich bis dahin nicht bemerkt hatte, war ich doch damit beschäftigt eine neuerliche Namensverwechslung zu vermeiden. Als die Mutter meinen Blick sah, wich sie mir aus und blickte zu Boden. Ich testete laut weiter:
„Also das Gefühl **sich schuldig fühlen** gehört zur Mama und Du hast das **übernommen** Christian …
Verdammt! Da war er wieder dieser Name Christian! – Ich wollte gerade mit meinen Selbstvorwürfen starten, als Thomas plötzlich nachfragte:
„Mama, meint sie den Onkel Christian?"

Zeitgleich brach die Mutter in Tränen aus und schlagartig waren meine Fragezeichen wie aufgelöst.

Ich hatte das Gefühl, dass uns dieser Christian-Pfad heute doch noch weiterbringen würde.

Ich empfand mich als Beobachter in einem Film und wusste noch nicht, wie es weitergehen würde. Was ich aber wusste, dass ich sehr wohl konzentriert war, da ich sonst nicht diese, ich nenne sie mal „im Raum herumschwirrende Information Christian" – wahrgenommen und ausgesprochen hätte. Die Zweifel an meiner Konzentrationsfähigkeit lösten sich schlagartig auf. Ich war wieder voll da und konnte es geschehen lassen.

Die Mutter unterbrach vehement die Sitzung und meinte, dass sie mit mir unter vier Augen sprechen müsste. Ihr Sohn Thomas nahm das ohne Nachfragen zur Kenntnis und ging auf den Spielplatz.

Und nun begann die Mutter zu erzählen:

Das Gefühl **sich schuldig zu fühlen**, das ihr Thomas sprichwörtlich abgenommen hatte, damit konnte sie sehr viel anfangen, sie wusste sofort worauf es hinauslief. Sie hätte es jedoch nie zum Thema gemacht, wenn Thomas nicht nachgefragt hätte, ob ich Onkel Christian meine.
Ich verstand immer noch kein Wort, doch das sollte sich bald ändern.

Onkel Christian, ist der Bruder von Thomas Vater, der Schwager der Mutter. Ihr Mann ist beruflich viel im Ausland unterwegs und die Mutter ist mit ihrem Sohn viel alleine.
Immer wieder kam Onkel Christian zu seinem Neffen und der Schwägerin auf Besuch. Er war auch alleine, lebte im selben

Ort und half gerne bei handwerklichen Belangen aus. Durch die Nähe entwickelte sich Zuneigung und schließlich wurde aus Schwager und Schwägerin ein Liebespaar.

Thomas Mutter war hin- und hergerissen. Tagsüber genoss sie die gemeinsame Zeit mit Christian, die Gespräche und auch die körperliche Nähe, nachts lag sie weinend mit schlechtem Gewissen in ihrem Bett, weil sie sich **so schuldig** fühlte.
Die Schuld, in Form der Tränen, vergoss sie nachts in ihrem Bett. Auch Thomas ließ nachts die übernommenen Schuldgefühle der Mama über seine Blase los.
Innerlich, so sagte sie, hatte sie unbewusst gespürt, dass es da einen Zusammenhang geben musste, da das Bettnässen ihres Sohnes kurz nach Beginn der Affäre begann. Nachdem die Mutter schließlich zur Klientin wurde und sich ihrer Probleme, Ängste etc. stellen durfte, konnte Thomas das Bettnässen loslassen.

Das Leben ist keine Schule.
Ihr wisst bereits alles.
Ihr müsst Euch nur daran erinnern.
Die Seele weiß zu jeder Zeit, alles was sie braucht.
Jedoch das Wissen alleine reicht nicht aus.
Die Seele strebt nach Erfahrung.
Es hilft mir nicht, es zu wissen,
ich muss es erfahren.

(Neale Donald Walsh)

DAS AUFGESCHOBENE VORSTELLUNGSGESPRÄCH

Claudia ist eine taffe Frau, das bemerkte ich schon bei unserem ersten Termin Anfang des Jahres. Sie kam aufgeregt herein, nahm Platz und eröffnete sofort das Gespräch.

K: Also ich muss gestehen, ich wollte den Termin schon absagen, denn Du hast sicherlich weitaus schwierigere Fälle als mich, bzw. Menschen mit schwerwiegenderen Problemen als ich sie habe.

C: Liebe Claudia, bewerte es bitte nicht. Wenn es Dich nicht belasten würde, wärst Du ja nicht hier.

Claudia atmete schwer durch: „Das ist richtig."

C: Also, was führt Dich zu mir?

Claudia begann zu erzählen, dass sie bereits als Kind den Umgang mit Zahlen geliebt hat. Dieses Talent dürfte sie von ihrer Mutter haben. Diese war Lehrerin und verstand es, ihrer kleinen Tochter die Welt der Mathematik spielerisch näher zu bringen. Claudia besuchte die Handelsakademie und begann danach das BWL-Studium. Ihre Studienzeit wurde durch die frohe Botschaft, dass Claudia schwanger war, abrupt beendet.

Mit bereits 21 Jahren wurde sie Mutter einer Tochter und ein Jahr später folgte ein Sohn. Ihr Mann verdiente gut und Claudia blieb zu Hause, machte den Haushalt und kümmerte sich um die Erziehung der beiden Kinder. Immer wieder schaffte sie sich zeitliche Reserven, in denen sie sich im Bereich der Buchhaltung weiterbildete. Sie absolvierte Seminare und Kurse, um stets auf dem neuesten Stand zu sein, wollte sie doch in absehbarer Zeit wieder in ihren Traumberuf, im Finanzsektor, einsteigen.

K: Tja und dieser Zeitpunkt sollte eigentlich jetzt sein. Unsere Kinder sind 20 und 21 Jahre alt und auch mein Mann unterstützt mich diesbezüglich. Er hat mir über einen Geschäftspartner den Kontakt zu einer renommierten Steuerberatungskanzlei besorgt, doch ich schaffe es nicht, dort anzurufen.

Ich wiederholte Claudias Worte.

C: Du schaffst es nicht dort anzurufen?
K: Ich weiß, das klingt absurd, aber es ist so. Ich sitze vor dem Telefon, wähle die Nummer und noch bevor die Leitung steht, lege ich sofort wieder auf. Es war sogar schon so, dass mein Mann über einen Freund ein Vorstellungsgespräch in einer Kanzlei vereinbart hatte.
Ich bin jedoch nicht hingegangen, sondern habe krankheitsbedingt abgesagt, obwohl ich gar nicht krank war.
C: Was genau macht es so schwierig für Dich Claudia?
K: Darüber habe ich mir bereits die Tage vor meinem Termin bei Dir Gedanken gemacht. Es ist wie eine Hürde, eine Hemmschwelle, über die ich es einfach nicht schaffe.

Den Vermutungen von Claudias Freundinnen, dass die berufsabstinente Zeit vielleicht zu lange war oder, dass Claudia vermutlich Angst davor hatte, mit den jungen Akademikern nicht mithalten zu können, nahm Claudia sofort den Wind aus den Segeln.
K: Nein, überhaupt nicht, ich weiß, dass ich gut bin und bin mir meiner Stärken durchaus bewusst!

C: Claudia, schließe bitte einmal Deine Augen, atme tief ein und aus. Lass mit jedem Atemzug alles abfallen von Dir (ich beobachtete dabei bewusst Claudias Körperhaltung) und nun gehe bitte in dieses Bewusstsein, dass dieses Terrain der Zahlen Dein Fachgebiet ist, dass Du eine der Besten auf diesem Gebiet bist, da kann Dir niemand so schnell etwas vormachen (Claudia wuchs förmlich und sie setzte sich aufrechter hin). Nun bitte ich Dich in jene Situation zu gehen, in der Du die Nummer wählst und Dich in einer Firma bewirbst.

Binnen Bruchteilen von Sekunden verfiel Claudias Körper und man spürte auch ihre Verzweiflung es über diese Hemmschwelle anscheinend nicht zu schaffen.

Ich schlug Claudia vor, dass wir genau mit der Situation bezüglich dieser Hemmschwelle arbeiten werden. Claudia war einverstanden damit, ihr Wunsch war, frei und leicht zu sein, denn sie fühlte sich durch diese Hemmschwelle blockiert und eingeschränkt.

Über die kinesiologische Testung zeigte sich, dass Claudia sich selbst sabotiert und zwar in Bezug auf das Thema **erfolgreich sein**.

Hierfür bat ich Claudia folgende Sätze zu wiederholen:

Ich, Claudia, möchte erfolgreich sein.
Ich, Claudia, bin es mir wert erfolgreich zu sein.

Auf diese Aussagen reagierte Claudias Körper völlig stressfrei.

Die Aussage, auf die sie jedoch mit Stress reagierte, war:

„Ich, Claudia, gebe mir die Erlaubnis erfolgreich zu sein."

Dieser Satz berührte sie auch sehr.

Jetzt könnte die Vermutung nahe liegen, dass sie vielleicht auf ihren Mann Rücksicht nimmt, weil er es gewohnt war, dass sie immer zu Hause war und ihn mit frisch gekochtem Essen erwartete. Nach Rückfrage, ob sie es sich wegen ihres Mannes nicht erlaubt, reagierte der Körper stressfrei. Über den Muskeltest fragte ich die Namen einiger Familienmitglieder ab.

Die Person, bei der wir schließlich fündig wurden, war Claudias Mutter.
Ich bat Claudia folgenden Satz zu wiederholen:

"Aus Liebe zu Dir, Mama, gebe ich mir nicht die Erlaubnis, erfolgreich zu sein."

Diesen Satz konnte Claudia kaum aussprechen, ohne dass sofort Tränen flossen.

C: Was hat Dein Wiedereinstieg im Beruf mit Deiner Mama zu tun, Claudia? Kannst Du da eine Verbindung herstellen?

Claudia wischte sich die Tränen ab, schüttelte ihren Kopf und meinte: "Unglaublich, jetzt ist mir alles klar."

K: Meine Mutti war mit Leib und Seele Lehrerin. Sie liebte Kinder und meine Eltern wünschten sich nichts sehnlicher als eigene Kinder. Es sollte aber lange nicht sein. So hatte sich meine Mutti mit 38 Jahren schließlich damit abgefunden und investierte ihre ganze Liebe in die Schule und ihre Schüler.
Sie war sehr beliebt, sowohl bei den Eltern und ganz besonders bei den Kindern. Mutti war damals schon sehr engagiert, alternative Lernmethoden in das starre Schulsystem einfließen zu lassen. Kurz vor ihrem 40. Geburtstag bot man ihr den Direk-

tors Posten an. Einige Tage vor der Direktors-Feier wurde meine Mutter krank – ein schlimmer Virus vermutete man.

Die Überraschung kann man sich vorstellen, als bekannt wurde, dass ich dieser Virus war.
Meine Mutti war schwanger und das knapp vor ihrem 40. Geburtstag. Noch dazu in der damaligen Zeit. Freud und Leid lagen da wohl dicht beisammen.
Da es meiner Mutti in der Schwangerschaft körperlich nicht so gut ging, musste sie schon früh zu Hause bleiben. Vorbei war es mit ihrem Direktorsposten, vorbei war es mit der eigenen Schule, dem eigens kreierten Lehrplan, alles war weg, nur wegen mir ...

Claudia schien sich nicht nur schuldig sondern auch verantwortlich dafür zu fühlen, dass ihre Mutti ihretwegen den Traumjob nicht mehr ausüben konnte.

K: Sie war die beste Mutti, die man sich vorstellen konnte. Sie bekam oft Besuch von ehemaligen Schülern und auch Kollegen, die sie immer wieder überreden wollten, dass sie wieder in den Schulbetrieb zurückkommt. Meine Mutti hatte dann immer gesagt:
„Es war eine wunderschöne Zeit, die ich nicht missen möchte." Dabei hatte sie diesen sehnsüchtigen Blick in ihren Augen. „Doch" setzte sie fort, „der liebe Gott hat mir so spät ein Kind geschenkt, jetzt ist mein Platz hier bei meinem Kind."

Hier kann man gut erkennen, welche Schuld Kinder oft auf sich laden, obwohl es gar keine Schuld gibt. Claudia selbst hatte sich schuldig gefühlt und tat es immer noch, deshalb erlaubte sie es sich SELBST nicht in ihren Traumjob zurückzukehren und sabotierte sich immer wieder selbst.

Ich wählte ein Element aus der Aufstellungsarbeit, das sogenannte Rückgaberitual, welches sowohl mit Darstellern, als auch stellvertretend mit Patschen möglich ist. Mit Claudia machte ich es mit innerer Bildarbeit.

Ich ersuchte Claudia, ihre Augen zu schließen und sich ihre Mutti ihr gegenüber vorzustellen und mir mit Kopfnicken ein Zeichen zu geben, wenn sie soweit ist.

Claudia nickte.

C: Liebe Claudia, Du stellst Dir bitte vor, dass Du eine Kiste oder eine Holzschachtel oder ein Gefäß, was auch immer, symbolisch in Deine Hände nimmst.
Claudia wählte eine grüne Holzkiste.

C: Du hältst diese grüne Holzkiste mit beiden Händen und Du lässt all diese Gewissensbisse, dieses schlechte Gewissen, das Du schon als Kind Deiner Mutti gegenüber hattest, all das was jetzt zwischen Dir und Deinem Traumjob steht, in diese Kiste hineinfließen. Nimm Dir Zeit, soviel Du dafür brauchst.
Vielleicht tauchen Bilder aus der Gegenwart oder der Vergangenheit auf, Situationen, Gespräche, die dieses Thema betreffen, vielleicht auch jene, als Deine Mutti Besuch von ehemaligen Schülern hatte, wo Du Dich schuldig gefühlt hast. So nach dem Motto, wenn es Dich nicht geben würde, hätten sie alle noch diese tolle Lehrerin haben können und die Mutti ihren Traumjob. Diese ganzen Selbstvorwürfe, diese ganze Last lässt Du bitte in die Kiste purzeln und je schwerer die Kiste wird, umso freier wirst Du.

Ich beobachtete Claudia während des Geschehens. Einmal liefen ihr Tränen über die Wangen, dazwischen kamen Wut und

Verzweiflung hoch, nach einiger Zeit beruhigte sie sich wieder und nahm einen erlösenden tiefen Atemzug.

C: Ist alles in der Kiste was drinnen sein soll?
(Claudia nickte)

C: Wie schwer ist die Kiste?
K: Sehr schwer, ich kann sie gar nicht mehr heben, sie steht am Boden.

C: Gut, dann richtest Du Deinen Blick bitte wieder zu Deiner Mutti.
Wie geht es Deiner Mutti liebe Claudia, wenn sie Dich so sieht, mit dieser schweren Kiste, die Dich hemmt, Deinen eigenen Weg zu gehen? Diese Kiste, die so groß und schwer ist, dass sie zwischen Dir und Deinem Traumjob steht? Das ist genau die Hürde, die Du eingangs erwähnt hast.

Claudia begann wieder zu weinen: „Gar nicht gut", sagte sie. „Sie will das nicht, dass ich es mir so schwer mache, auf keinen Fall!"

C: Ich sage Dir Sätze vor Claudia, die Du nun an Deine Mutti richtest. Wiederhole sie bitte laut, Du kannst sie auch gerne in Deinen eigenen Worten sagen.

C: Liebe Mutti, ich habe Dich sehr, sehr lieb. Ich weiß, dass Du Dir so lange ein Kind gewünscht hast, aber es sollte vorerst nicht sein.
So hast Du Dich für die Schule entschieden und all Deine Liebe dort hineingesteckt.

Plötzlich stockte Claudia, öffnete ihre Augen und sah mich überrascht an.

C: Was ist jetzt da bei Dir Claudia?
K: Ich bin ja gar nicht die zweite Wahl!
C: Die zweite Wahl?
K: Ich dachte immer, ich bin die zweite Wahl!

ICH war die erste Wahl!
ICH bin die erste Wahl!

Mutti wollte immer ein Kind haben und erst als es hieß, dass es nicht funktioniert, dann erst hat sie sich für die Schule entschieden. Claudia nahm einen tiefen Atemzug und fiel mir um den Hals. Es sprudelte nur so aus ihr heraus:
„Ach, das tut gut, das bekommt nun eine ganz andere Bedeutung. Ich sah mich immer als zweite Wahl! Die erste Wahl war in meinen Augen Mamas Schule und der angestrebte Posten als Direktorin und dann habe ich dazwischen gefunkt und sie musste sich somit für mich entscheiden. Aber so war es gar nicht! Ich habe das als Kind immer so interpretiert, wenn die Omi erzählt hat, wie gern die Mutti Direktorin geworden wäre, aber dann habe ich ihr einen Strich durch die Rechnung gemacht. Das war auch nicht böse gemeint von der Omi. Oh mein Gott, das tut gut, das ist so befreiend."

C: Wenn Du nun zu Deiner Mutti hinschaust, nachdem Du diese Erkenntnis hattest, wie geht es der Mutti damit?
(Claudia lacht)
K: Die ist heilfroh, dass ich das endlich verstanden habe. Puuh! Das ist jetzt befreiend, da bekomme ich gleich viel mehr Luft und ich habe solch eine Freude.

C: Sag ihr bitte:
„Liebe Mutti, ich habe mich so lange schuldig gefühlt.
Ich dachte immer, dass Du wegen mir auf Deinen Beruf verzichten musstest und aus Liebe zu Dir, wollte ich jetzt unbewusst

auch auf meinen Traumjob verzichten. Ich habe es mir viel schwerer gemacht, als ich hätte müssen und bin mir SELBST im Weg gestanden. Ich danke Dir für Deine Liebe Mutti und dass Du so viel für mich da warst. Dein Einsatz soll nicht umsonst gewesen sein und ich verspreche Dir, dass ich jetzt meinen Weg gehe."

„Ja, den gehe ich", bestätigte Claudia.

C: Sag nochmal zur Mutti, ab HEUTE, HIER und JETZT gehe ich meinen Weg.
(Claudia grinste)
C: Was amüsiert Dich so?
K: Soll ich Dir was sagen?
Ich kann es kaum erwarten in der Kanzlei anzurufen und mich zu bewerben, das ist einfach großartig und so befreiend und ich verstehe jetzt erst, warum gerade meine Mutti immer so dahinter war, dass ich mich bewerbe. Jetzt kann es endlich losgehen.

NELSON MANDELAS ANTRITTSREDE

Unsere tiefste Angst ist nicht,
dass wir unzulänglich sind,
unsere tiefste Angst ist,
dass wir unermesslich machtvoll sind.
Es ist unser Licht,
das wir fürchten,
nicht unsere Dunkelheit.

Wir fragen uns:
Wer bin ich eigentlich,

dass ich leuchtend, hinreißend, begnadet und phantastisch
sein darf?

Wer bist Du denn,
es nicht zu sein?

Du bist ein Kind Gottes.
Wenn Du Dich klein machst,
dient das der Welt nicht.

Es hat nichts mit Erleuchtung zu tun,
wenn Du schrumpfst,
damit andere um Dich herum sich nicht verunsichert fühlen.

Wir wurden geboren,
um die Herrlichkeit Gottes zu verwirklichen,
die in uns ist.
Sie ist nicht nur in einigen von uns:
Sie ist in jedem Menschen.
Wenn wir unser eigenes Licht erstrahlen lassen wollen,
geben wir unbewusst anderen Menschen die Erlaubnis,
dasselbe zu tun.

Wenn wir uns von unserer eigenen Angst befreit haben,
wird unsere Gegenwart ohne unser Zutun auch
andere befreien.

(Antrittsrede als Präsident von Südafrika 1994)

DIE SCHATTEN DER VERGANGENHEIT

Die Geschichte dieser 68-jährigen Dame (Gertraud) werde ich wohl nie vergessen. Es hat mich fasziniert und gleichzeitig berührt, mit welcher Zielstrebigkeit und Vehemenz sie zu mir gekommen ist.

Sie erzählte über ihre Großfamilie, Kinder, Schwiegerkinder und Enkelkinder und, dass sie das alles gar nicht genießen kann, weil da immer diese quälenden Gedanken sind, die sie Jahr für Jahr begleiten und die immer intensiver werden.

C: Von welchen quälenden Gedanken sprechen Sie?

K: Es geht immer wieder um diese Angst, etwas falsch gemacht zu haben.

Sei es der ältere Sohn, der seine langjährige Freundin und Mutter seiner Kinder partout nicht heiraten will. Sei es die Enkeltochter, bei der sie Angst hat, dass sie auf die schiefe Bahn gerät, weil sie täglich mit anderen Freunden, Haarfarben und Tätowierungen nach Hause kommt.

Die ältere Dame wirkte sehr mitgenommen und sagte, dass ihr diese quälenden Gedanken täglich mehr und mehr Energie rauben.

Ihr Exmann ist tödlich verunglückt. Hier stellte sie sich auch oft die Frage, wäre er noch am Leben, wenn sie sich nicht scheiden hätten lassen? Immer wieder diese Gedanken, die sie nicht loslassen, immer wieder diese Fragen, ob sie schuld war, ob sie es verhindern hätte können.

Das geht auch so weiter bei ihrem Sohn. Ist sie schuld, dass er nicht heiraten will, weil sie selbst geschieden ist?
Hätte sie etwas anders machen können, es verhindern können? War sie ein schlechtes Vorbild für ihren Sohn?
Hat sie etwas falsch gemacht in der Erziehung der Enkeltochter, deren Bezugsperson sie ist, wenn diese vielleicht auf die schiefe Bahn gerät?

„Diese Gedanken, liebe Frau Berger", sagte sie zu mir, „die werden immer stärker und immer lauter und mit meinen 68 Jahren mache ich da nicht mehr lange mit, das kostet mich so viel Kraft. Denn immer, wenn ich schlechte Nachrichten aus meiner Familie erfahre oder spüre, dass etwas nicht in Ordnung ist, kommen sofort diese Gefühle und ich bin wie gefangen von ihnen und kann gar nicht mehr reagieren. Ich fühle mich dann wie gelähmt, wie erstarrt. Diese Ängste sind die reinste Geißel für mich."

Als Einstieg wählten wir diese quälenden Gedanken an allem schuld zu sein.

Es testete ein einziges Gefühl in der **Schilddrüse: Gewissensbisse.**

K: Ja, genau, das trifft es auf den Punkt.

Der Gegenwartsbezug war im Vorgespräch schon sehr ausgeschmückt worden, all diese Gewissensbisse, dass sie versagt hat, dass sie etwas falsch gemacht hat, dass sie an allem Schuld sei. Bei der Ermittlung des Vergangenheitskontextes zeigte sich, dass es ein **eigenes Gefühl ist, zugrunde gelegt im siebten Lebensjahr**.

Der abgekämpfte Körper der Klientin begann plötzlich zu zittern, sie räusperte sich, hustete und brach schließlich in Tränen aus. Dem folgte ein tiefer, schmerzvoller Schrei, den ich niemals vergessen werde.

K: Mein geliebter Hans, mein geliebter Haaaaans!
Mein geliebter Bruder, warum habe ich nichts getan?

(Gertraud wimmerte während sie mit ihren schmalen, abgearbeiteten Händen ihr tränenüberströmtes Gesicht verdeckte)

Verdeckt jemand mit seinen Händen seine weinenden Augen, so ist das oft ein Zeichen von Scham.

K: Oh mein Gott, das verfolgt mich anscheinend bis zu meinem Tod.

Die alte Dame wirkte sehr mitgenommen. Ich berührte sanft ihre Schulter und sagte ihr, dass ich sehr gerne zuhöre, wenn sie etwas loswerden möchte. Sie bat noch um etwas Zeit und dann begann sie zu erzählen.

Gertrauds Geschichte:
Als sie sieben Jahre alt war, musste sie mit ansehen, wie ihre Mutter in betrunkenem Zustand ihren zwei Jahre älteren Bruder Hans fast zu Tode prügelte. Die kleine Gertraud war das Lieblingskind der Mutter, ihr Bruder war von einem anderen Mann und die Mutter reagierte sich, wenn sie getrunken hatte, öfters an ihm ab, was die kleine Gerti aber nie direkt miterlebt hatte, bis zu jenem Tag.

Ihr Bruder wurde von der Mutter fast zu Tode geprügelt.

Die Klientin konnte sich kaum fassen vor Schmerz.

K: Ich stand nur da, wie gelähmt und konnte nicht einmal schreien.

Ich liebte meine Mama über alles und konnte auch alles von ihr haben. Ich habe sie noch nie so gesehen, ich kannte zwar die blauen Flecken von Hans, hatte ihm aber nie geglaubt, dass das meine, unsere Mama getan haben sollte.

Und nun? Mama schlug wie von Sinnen auf ihn ein und ich dachte schon sie bringt ihn um.
Ich konnte ihm einfach nicht helfen. Ich war wie gelähmt und konnte nichts tun.

Ich rannte dann zu unserem Nachbarn, um Hilfe zu holen und mein Bruder wurde ins Krankenhaus gebracht. Danach kam mein Bruder von zu Hause weg, zu unserer Tante.
… und letztes Jahr … – letztes Jahr, ist er gestorben und wir haben nie darüber gesprochen. Ich habe mich so schuldig und schlecht gefühlt, dass ich ihm damals nicht geholfen habe, aber ich konnte einfach nicht, ich war wie gelähmt.

Diese Geschichte zeigt, dass diese Frau seit rund 60 Jahren ein schlechtes Gewissen mit sich herumtrug und sich ihre Kinderseele seitdem schuldig fühlte.

Sie bekam die Liebe der Mama und ihr Bruder bekam Prügel. Unbewusst fühlte sie sich immer schuldig. Verhängnisvoll für das kleine Mädchen war natürlich diese schlimme Situation, in der ihr Bruder sie hilfesuchend anschaute und sie erstarrt war vor Schreck, wie gelähmt und sie nichts für ihn tun konnte, es nicht einmal versuchen konnte in ihrem Schockzustand. Diese Gewissensbisse trug sie wie eine Art Selbstgeißelung ihr ganzes Leben mit sich herum.

Gertraud fühlte sich an allem schuldig und stellte sich immer wieder die Frage, ob sie es hätte verhindern können.
So wäre der kleine Hans damals nicht zur Tante gekommen

und wäre dann Jahre später nicht wie ein Außenseiter durchs Leben gegangen. Auch wäre er dann vielleicht nicht ohne eigene Familie geblieben und so einsam gestorben. All diese Gedanken nagten an ihr. Jahr für Jahr, Jahrzehnt für Jahrzehnt.

C: Liebe Gertraud, was halten Sie davon, in Bezug auf Ihren Seelenfrieden noch ein paar Worte an Ihren Bruder Hans zu richten, natürlich nur, wenn es für Sie in Ordnung ist?

K: Gerne, sehr gerne – erwiderte sie dankbar.

C: Gertraud, ich bitte Sie jetzt die Augen zu schließen, noch einmal tief ein- und auszuatmen und Sie begeben sich nun auf eine Reise. Bei dieser Reise ist jedes beliebige Transportmittel erlaubt und Ihrer Phantasie sind keine Grenzen gesetzt. Ob Sie zu Fuß gehen oder mit einem fliegenden Teppich fliegen, was immer Sie möchten.

C: Welches Transportmittel wählen Sie?

K: Ich wandere gerne und gehe zu Fuß.

C: Gut, Gertraud, Sie machen sich zu Fuß auf die Reise. Gehen Sie barfuß oder haben Sie Schuhe an?

K: Ich habe Schuhe an, dunkelgrüne Wanderschuhe.

C: Mit diesen dunkelgrünen Wanderschuhen, Gertraud, marschieren Sie nun los und während Sie so dahin marschieren, bemerken Sie, dass diese dunkelgrünen Wanderschuhe ganz besondere Schuhe sind. Sie können mit ihnen durch Raum und Zeit gehen. Sie marschieren auf der Zeitachse Schritt für Schritt durch Zeit und Raum zurück, immer weiter zurück und noch weiter zurück, zurück zu diesem besagten Tag, an dem das damals passiert ist, als Sie sieben Jahre alt waren und wenn Sie dort angekommen sind Gertraud, dann sagen Sie es mir.

Nach einer Weile wirkte Gertrauds Körper etwas angespannt und sie gab mir zu verstehen, dass sie nun dort sei.
C: Wo genau sind Sie Gertraud, was nehmen Sie wahr?
K: Ich stehe vor unserem Elternhaus und schaue beim Fenster hinein.
C: Was sehen Sie?

Gertraud begann zu weinen und wollte sich ihre Augen zuhalten. Sanft aber doch, gab ich ihre Hände weg und ermunterte sie, es auszuhalten und bewusst hinzuschauen. Auch wenn es weh tut.

C: Was sehen Sie Gertraud?
K: Ich sehe meine Mama, wie sie besinnungslos auf Hans einschlägt und ich sehe mich, verdammt noch mal, mich, wie ich wie eine Statue dort stehe und nichts machen kann, ich atme nicht einmal!

C: Was würden Sie jetzt gerne machen, wenn Sie das sehen?
K: Loslaufen, dazwischen gehen und schreien.
C: Was würden Sie schreien?
K: Stopp!!! … würde ich schreien! Damit meine Mama wieder zur Besinnung kommt.
C: Dann tun sie es JETZT Gertraud.
K: Jetzt?
C: Sie haben schon so lange gewartet, wie lange wollen Sie noch schweigen, dieser Moment kommt nie wieder zurück.

Bruchteile von Sekunden später schrie Gertraud plötzlich mit aller Kraft los:

„Hör' auf Mama! Hör' auf!"

Gertraud schlug mit den Händen wild um sich und wurde immer aggressiver.

Ich forderte sie auf, ihren Impulsen nachzugeben und mit beiden Händen (nicht zu einer Faust, wegen der Verletzungsgefahr, sondern flach neben sich) auf die Liege zu schlagen, damit sich diese Anspannung entladen konnte.
Gertraud schlug trotz ihrer schlanken, knochigen Hände sehr kraftvoll gegen die Unterlage, immer und immer wieder.

Kaum beruhigte sie sich, kam die nächste Welle.
K: Mama hör' auf! Verdammt noch mal! Hör' endlich auf!!!

Nachdem sie sichtlich ruhiger aber auch erschöpft wirkte, fragte ich sie: „Was sehen Sie jetzt?"

K: Die Geschichte hat sich verändert, die kleine Gerti ist aus ihrer Lähmung herausgegangen und hat endlich geschrien und sie führt mit Hans gerade einen Dialog.

(Immer wieder liefen Tränen über ihr faltiges, gezeichnetes Gesicht.)

C: Möchten Sie mir davon erzählen, was gerade passiert?

K: Er lächelt mich an. Hans lächelt mich an und er sagt danke zu mir (sie schluchzte wieder auf) und er sagt, er passt jetzt auf mich auf, weil ich ja seine kleine Gerti bin… So hat er mich früher immer genannt. Oh mein Gott, dass ich das noch erleben darf, das tut so gut.

Ich bin so befreit, dass ich das jetzt gut abschließen konnte. Ich habe jetzt meinen Seelenfrieden gefunden, mir fehlen die Worte dafür, was Sie mir jetzt geschenkt haben. Ich danke Ihnen in meinem Namen und im Namen meines Bruders Hans, dass Sie uns diesen Abschied ermöglicht haben.

C: ICH danke Ihnen liebe Gertraud für Ihr Vertrauen.

Die größte Ehre,
die man einem Menschen erweisen kann,
ist die,
dass man Vertrauen zu ihm hat.

(Martin Luther)

DURCH MEINE SCHULD – DURCH MEINE SCHULD – DURCH MEINE GROSSE SCHULD

Sabine, 36-jährige Singlefrau, Migräne
Medizinisch, erzählte Sabine, ist alles abgeklärt. Ihre Ärztin arbeitet alternativ und hat ihr empfohlen, sich kinesiologisch Unterstützung zu holen.

Sabine: „Wie meine Ärztin bereits gemailt hat, geht es bei mir um Migräne. Ich habe schon viele Therapien hinter mir, ob schulmedizinisch, Physiotherapie, Massage, Bachblüten, alternativ, nichts hat mir bis jetzt geholfen. Ich muss wohl damit leben."

C: Warum bist Du dann da?

K: Wie meinst Du das?

C: Du hast mir gerade erzählt, dass nichts von dem, was Du getan hast geholfen hat und, dass Du wohl damit leben musst. Wenn Du diese Einstellung hast, warum bist Du dann hier? Um Dir die Bestätigung zu holen, dass ohnehin nichts hilft?

Sabine schien von meiner Aussage irritiert zu sein. Irgendetwas in ihrem Blick ließ mich dennoch ihre Sehnsucht hinter dieser Resignation spüren.

Ich erzählte ihr von den sogenannten Selbstsabotagen, dass wir oft im Außen ganz viel für unsere Gesundheit, unseren Erfolg, unser Glück tun, aber tief in unserem Innersten arbeiten wir unbewusst gegen uns selbst und erlauben es uns gar nicht gesund, erfolgreich oder glücklich zu sein.

Bevor ich noch weitersprechen konnte, unterbrachen Sabines Tränen unser Gespräch. Etwas in ihr ging scheinbar in Resonanz mit meinen Worten.

Wir gingen sofort dazu über kinesiologisch auszutesten, ob bei Sabine solche Sabotagen vorlagen und wurden auch reichlich fündig.

Vor allem der Bereich **glücklich sein** war bei Sabine auf vielen Ebenen blockiert.

C: Sabine jetzt stellt sich die Frage, warum Du Dir das Glücklich sein so sehr verbietest und es Dir damit viel schwerer machst als Du müsstest.

Sabine schrie plötzlich wie aus dem Nichts: „Weil ich schuldig bin und das ist die Strafe dafür!"
Dann brach sie in Tränen aus ...

Was dahinter lag:

Als kleines Mädchen war Sabine Vorzugsschülerin. Sie erledigte pflichtbewusst ihre Aufgaben und half danach im landwirtschaftlichen Betrieb der Eltern mit.
Vor allem ihre Mama lag der kleinen Sabine sehr am Herzen. Ihr wollte sie stets helfen, sie unterstützen, sie aufmuntern, da diese immer wieder depressive Schübe hatte. Sie war laut Sabine immer wieder (für die kleine Sabine unverständlich) tief traurig.

Eines Tages, als Sabine mit rund elf Jahren am Heimweg von der Schule war, winkte sie die Nachbarin zu sich. Sie wollte ihr die neugeborenen Kätzchen zeigen.
Sabine ging immer direkt von der Schule nach Hause, doch das sollte heute eine einmalige Ausnahme sein. Sie bestaunte die entzückenden Katzenbabys. So kleine Kätzchen wären bestimmt etwas für ihre Mama dachte sich das kleine Mädchen insgeheim. Wenn sie selbst es nicht mehr schaffen würde, die Mama aufzuheitern, mit diesen süßen flauschigen Kätzchen würde es bestimmt gelingen.
So lief die kleine Sabine, 30 Minuten verspätet voller Euphorie nach Hause, um ihrer Mama von den Katzenbabys zu berichten. Als sie, wie jeden Tag, durch den Stadel Richtung Elternhaus ging, fand sie ihre Mama …

… erhängt!

Die Großmutter kam auch dazu und schrie in ihrer eigenen Ohnmacht zur kleinen Sabine:

„Du bist schuld!
Wärst Du früher heimgekommen, würde die Mama jetzt nicht tot sein!"

… was soll man dazu noch sagen?

Sabine konnte sich, rund 25 Jahre später, kaum beruhigen, als sie von diesem tragischen Vorfall erzählte, so tief saßen der Schmerz und die Überzeugung, Schuld zu sein, immer noch in ihr.
Von diesem Zeitpunkt an lebte sie ihr weiteres Leben mit der Überzeugung, sie trage die alleinige Schuld am Tod ihrer Mutter und, dass sie es verhindern hätte können, wäre sie damals nicht zur Nachbarin gegangen, um die Kätzchen zu sehen.

Unvorstellbar, was ab diesem Moment alles in der Welt der kleinen Sabine zerbrach. Von nun an, war nichts mehr wie vorher.
Sie erzählte, dass sie damals all ihre Spielsachen und Puppen in den Ofen warf, weil sie der Meinung war, dass sie es nicht wert sei und auch nicht verdient hätte, je wieder Spaß zu haben.
Eingangs zeigte sich, dass Sabine es sich unbewusst gar **nicht erlaubt glücklich zu sein**, jetzt konnte sie klare Zusammenhänge herstellen.

Sabine: „Mir fällt gerade ein, ich habe mir damals als kleines Mädchen geschworen, dass ich nie wieder lachen werde und, dass ich es verdient habe, dass mich der Blitz erschlägt und, dass ich auch sterbe."

Sie lebte viele Jahre mit dieser schweren Schuld, da kam ihr auch die Migräne gerade recht, denn sie war eine Art (unbewusste) zusätzliche Buße, die sie immer wieder leistete, dafür, dass sie damals einfach nur Kind war und die Babykatzen besuchte, statt wie sonst immer, direkt nach Hause zu gehen.

Es war eine sehr tiefgehende und intensive Aufstellung, die ich einige Zeit später mit Sabine zu diesem Thema machen durfte. Hier konnte sie auch die Position ihrer toten Mutter einnehmen und dadurch eine ganz andere Sichtweise auf die Situation von damals bekommen.

Berührend für mich war der Moment, als Sabine auf dem Platz ihrer Mama bewusst wurde, wie sehr es diese schmerzte, dass Sabine so viele Jahre lang die Schuld auf sich genommen hatte.

Die Mutter der Mutter war ebenfalls früh verstorben und Sabine spürte schon früh, wie sehr ihre Mama darunter gelitten hatte.

Es entstand eine völlig neue Sichtweise in ihr:

**„Nicht ich war schuld,
weil ich dieses eine Mal zu spät nach Hause kam
und die Mama nicht abhalten konnte."**

sondern

**„Ich gab meiner Mama
durch diese einmalige Verspätung
die Möglichkeit zu gehen, um wieder bei ihrer Mama sein zu können."**

Natürlich war es für die kleine Sabine ganz schlimm, dass die Mama so früh gegangen ist. Der Kleinen hilft es auch nicht, sich zu sagen, sie ist jetzt bei ihrer eigenen Mama. In Sabines Fall, stand sehr stark die Schuldfrage im Raum. „Wäre ich rechtzeitig nach Hause gekomken, hätte ich die Mama retten können". Aus der Sicht der mittlerweilen erwachsenen Sabine konnte die Schuldfrage durch diese Erkenntnis endlich losgelassen werden.

***

*Jenseits von richtig und falsch ist ein Garten,
dort werde ich Dir begegnen.*

(Runi)

MARCEL LÄSST SICH NICHT ABSTILLEN

Als dreifache Mutter kenne ich diese Thematik gut und weiß aus eigener Erfahrung, wenn die Mutter für sich bewusst die Entscheidung trifft, abzustillen, ist es auch meistens für das Kind in Ordnung. Es sei denn, die Mutter ist für das Kind nicht wirklich verfügbar, spürbar, weil sie entweder überfordert oder mit den Gedanken ganz woanders ist. So könnte das Kind versuchen, ihr zumindest über das Stillen nahe zu sein und reagiert dadurch mit Verlustangst, wenn die Mutter abstillen möchte, da es durch das Abstillen noch weniger Kontakt zur Mutter haben könnte.

Schwierig kann es werden, wenn die Mutter aufgrund von schlechtem Gewissen oder Vorgabe durch Dritte, widerwillig weiterstillt, denn diesen Widerstand spürt das Kind und empfindet ihn, vielleicht gegen sich selbst gerichtet.

Sehr oft hat es mit eigenen Themen der Mutter zu tun, dem nicht loslassen können oder den von außen gerichteten Erwartungen und Vorgaben, wie eine gute Mutter zu sein hat, bzw. wie lange eine gute Mutter ihr Kind zu stillen hat. Das sind alles nur Ansichten anderer, die sich viele junge Mütter aufgrund eigener Unsicherheiten oft umhängen lassen.

Christa ist die Mutter eines zweijährigen Sohnes – Marcel.
Sie wirkte sehr verzweifelt als sie zu erzählen begann.

K: Marcel lässt sich einfach nicht abstillen. Es ist schlimm, er verweigert das Flascherl, den Tee, einfach alles. Was soll ich machen? Fehlt ihm etwas?

C: Vielleicht fehlt Ihnen etwas?
K: Wie meinen Sie das?

C: Schließen Sie bitte Ihre Augen und stellen Sie sich eine **Skala von 0 bis 10** vor, in Bezug auf Ihren Wunsch, abstillen zu wollen:

0 – bedeutet, alles bleibt wie es ist, Sie sind bereit **nichts** für Ihr Ziel abzustillen zu verändern,
10 – bedeutet, Sie sind bereit **alles** für Ihr Ziel abzustillen zu tun, koste es was es wolle.

Wie groß ist Ihre wirkliche Bereitschaft endgültig abzustillen, wie hoch steigt die Skala Christa?

Die Klientin kämpfte mit ihren Tränen.

K: Ich bin auf 2 – stammelte sie leise.
Sie wirkte selbst überrascht darüber, wie gering ihre tatsächliche Bereitschaft war abzustillen.

K: Ich verstehe es nicht.

C: Welches Gefühl ist da? Was hat Sie gerade so berührt?
K: Ich weiß es nicht, irgendwie bin ICH es, die ihn nicht abstillen will. Ich will ihn gar nicht loslassen, ich habe Angst ihn zu verlieren. Was sind das bloß für blöde Gedanken?

C: Bewerten Sie es nicht, es ist ein Gedanke, nicht mehr und nicht weniger und wenn der Gedanke da ist, hat er auch seine Geschichte und seinen Grund, sonst wäre er nicht da.

Ich schlug Christa vor, dass sie sich noch einmal in diese Situation von vorhin in Bezug auf das Abstillen einfühlt um auszutesten, was dem zu Grunde liegt.

Bei der kinesiologischen Sitzung testete Organ **Lunge** mit den Gefühlen **Trauer, Abschied und Sehnsucht**.

C: Trauer, Abschied und Sehnsucht, womit bringen Sie das in Verbindung?

K: Wie ich es vorhin schon gesagt habe, diese Angst Marcel zu verlieren, das ist für mich wie ein **Abschied,** wenn ich ihn abstille und das macht mich **traurig.** Alleine der Gedanke, dass ich ihn dann nicht mehr bei mir habe, macht mir Angst. Und da ist noch meine **Sehnsucht**, ihn beim Stillen ganz nah bei mir zu haben.

C: Gut Christa, jetzt gibt es viele Mütter die stillen und denen das Abstillen leicht fällt und die nicht von diesen Gefühlen blockiert sind, also gehen wir dem nach, woher diese Gefühle bei Ihnen stammen.

Es zeigte sich, dass die Gefühle **Trauer, Abschied** und **Sehnsucht eigene Gefühle** von Christa waren und im **18. Lebensjahr** entstanden sind.
Die Klientin brach sofort in Tränen aus.
Nach einiger Zeit erzählte sie die Geschichte, die dahinter lag:

Christa hatte einen Zwillingsbruder, Martin, mit dem sie, wie sie es bezeichnete, durch dick und dünn ging. Niemand kam zwischen die beiden Geschwister, ob im Kindergarten oder in der Schule.

Kurz vor dem 18. Geburtstag verunglückte Martin mit dem Motorrad tödlich. Über diesen Verlust ist Christa nie hinweg gekommen. Einige Jahre später wurde Christa schwanger. Endlich verspürte sie wieder diese Verbundenheit, dieses Gefühl eins zu sein, wie damals mit ihrem Zwillingsbruder Martin.

Wie sich im Nachgespräch zeigte, wollte sie ihren Sohn Marcel bereits bei der Geburt nicht loslassen. Er musste mit Glocke und Zange geholt werden. Als er dann endlich da war, genoss sie das Stillen, dieses „eins sein" wie sie es immer wieder nannte. Unbewusst erinnerte ihr Sohn Marcel sie an Martin und so verschmolz sie, besonders beim Stillen, immer wieder mit ihrem kleinen Sohn.

Als Marcel größer wurde und die Zeit des Abstillens kam, meldeten sich diese Gefühle von **Trauer, Abschied** und Angst ihn zu verlieren, ihn **loslassen** zu müssen. Diese Gefühle hatten mit ihrem Zwillingsbruder Martin zu tun und nichts mit Marcel. Ihr Sohn war ihr sozusagen ein Spiegel, er zeigte ihr diesen noch nicht verarbeiteten Verlust auf.

C: Liebe Christa, ich möchte mit Dir ein kleines Ritual machen. Schließe bitte Deine Augen und stelle Dir Deinen Sohn Marcel gegenüber vor. Schaue zu ihm und sage zu ihm:

Lieber Marcel, Du bist mein Sohn und ich bin Deine Mama.
Du bist nicht mein Zwillingsbruder, der Martin.
Ich habe Dich verwechselt!
(Christa schluchzte laut auf.)

K: Ich kenne mich gar nicht mehr aus …

C: Christa, stell' Dir bitte neben Deinem Sohn Marcel jetzt

Deinen Zwillingsbruder Martin vor, so, dass Du beide sehen kannst.

Christa brach erneut in Tränen aus: „Oh mein Gott, das sind zwei verschiedene Menschen, für mich waren die irgendwie EINS! Was hab' ich bloß getan?"

C: Sag bitte zu Deinem Zwillingsbruder: Mein lieber Martin, Du bist viel zu früh gegangen, viel zu früh.
Ich konnte mich nicht einmal von Dir verabschieden.
Du fehlst mir so sehr, ich hätte Dich noch so gerne bei mir gehabt.
Als Du gegangen bist, hast Du eine ganz große Leere in mir hinterlassen.
Mein Sohn hat sie wieder gefüllt und er hat einiges abbekommen, was nicht für ihn bestimmt war und das tut mir leid (Christa nickte unter Tränen). Das alles war mir gar nicht bewusst.

Christas Verabschiedungsprozess dauerte eine Weile an und ich ermutigte sie, sich auch die Zeit dafür zu nehmen, die sie brauchte.

C: Abschließend liebe Christa, stell Dir nun nochmal Deinen Bruder Martin und Deinen Sohn Marcel gegenüber vor. Sag ihnen, dass du sie jetzt beide sehen kannst.
Du bist mein Bruder der Martin.
Und Du bist mein Sohn, der Marcel.

Christa unterbrach völlig verwundert: „Das ist echt heftig, ich sehe jetzt wirklich jeden auf seinem Platz. Das ist völlig ungewohnt, jeder ist eine eigenständige Person. Ich sehe vor allem Marcel erst jetzt wirklich als Marcel."

C: Sag zu Martin:
Bitte schau gut auf mich mein lieber Bruder, auf mich und meine Familie. Du wirst immer einen Platz in meinem Herzen haben, als mein Zwillingsbruder. Und ich werde meinem Sohn von seinem Onkel Martin erzählen.

Christa lachte befreit und meinte: „Ja und von all dem Schabernack, den wir damals angestellt haben!"

C: Zu Deinem Sohn sagst Du bitte: Lieber Marcel, Du bist mein kleiner Sohn und das alles war viel zu viel für Dich. Jetzt sehe ich Dich als der, der Du wirklich bist, mein Sohn, nicht mehr und nicht weniger.

Als Christa wieder auf der Couch Platz nahm, bat ich sie ihre Augen zu schließen und erneut auf diese Skala von 0 bis 10 in Bezug auf das Abstillen zu schauen. Christa lächelte und sagte: „Jetzt bin ich definitiv bei 10, ich habe zwei Jahre gestillt, es reicht. Es tut gut, meinen Zwillingsbruder als Schutzengel bei mir zu wissen. Ich darf und ich will mich nicht mehr an Marcel anhängen."

Bereits am nächsten Tag hatte Christa ihren Sohn abgestillt.

Was wäre wenn ...

Was wäre, wenn Christa nichts in Bezug auf das Abstillen unternommen hätte? Möglicherweise hätte sie noch einige Monate weiter gestillt, bis zum Eintritt in den Kindergarten. Mit jedem Versuch abzustillen, wäre ihre Verlustangst noch größer geworden.
Möglicherweise hätte sie mehr körperliche Nähe zu Marcel gesucht, ihn öfters bei sich im Bett schlafen lassen, weil sie unbewusst diese Leere, die damals Martin hinterlassen hatte und

Marcel nach dem Abstillen wiederum hinterlassen würde, auf keinen Fall spüren möchte.

Sie hätte sich unbewusst immer wieder ihren Sohn sprichwörtlich „als Ersatz gekrallt." Entweder hätte Marcel gegen diese erdrückende Nähe rebelliert oder, er wäre in die Helferrolle gekippt, da er es nicht ertragen hätte, seine Mama zu verletzen, ihr das abzusprechen, was sie scheinbar so dringend braucht, seine Nähe.

Spätestens in der Pubertät, wenn Mädels interessant werden, wäre es dann wieder zum Eklat gekommen oder aber Marcel hätte aus Liebe zur Mama verzichtet und den Platz als Mamas Liebling, eigenen Beziehungen vorgezogen. Wenn Sohn und Mutter so miteinander verschmelzen, wäre immer weniger Platz für Papa, den eigentlichen Mann an Mutters Seite.

Marcel würde all die Rollen verkörpern, als Mamas Vertrauter, als Mamas Begleiter, als Mann an ihrer Seite – nur nicht die eigene, als Sohn, mit eigenständigem Leben.

Da die Mutter für ihren Mann überhaupt nicht verfügbar ist, würde dieser sich anderweitig umsehen. Schließlich würde die Ehe aufgrund des „schlimmen Papas" und möglicher Affären geschieden.

Nun wäre Marcel auch offiziell der Mann im Haus und würde noch mehr in die Verantwortungsposition für das Glück der Mutter rücken. Marcel wird älter, das Band der beiden immer enger.

Aus Mamas Sicht wäre alles in Ordnung, weil sie in ihm unbewusst nicht den Sohn, sondern den geliebten Zwillingsbruder Martin sieht, ohne den sie nicht sein will. Für Marcel ist es bereits selbstverständlich, aus Liebe und Verbundenheit zur Mama, auf sein eigenes Glück zu verzichten. Er würde es möglicherweise gar nicht mehr schaffen, sie alleine zu lassen. Er würde bei ihr bleiben, bis zum bitteren Ende, denn wen hätte Mama denn sonst noch?

Eltern – verstorben.
Zwillingsbruder – verstorben.
Ehemann – geschieden.

Mama und Marcel, eine Einheit, wie damals Christa und Martin.

Welche Chance hätte da je eine Frau an Marcels Seite? Möglicherweise gar keine und so würde Marcel der Mama treu bleiben.

Und wenn sie nicht gestorben sind, dann leben sie noch heute …

GELASSENHEITSGEBET

Gott,
gebe mir die Gelassenheit,
Dinge hinzunehmen,
die ich nicht ändern kann,
den Mut,
Dinge zu ändern,
die ich ändern kann
und die Weisheit,
das eine vom anderen zu unterscheiden.
Gott,
gebe mir die Geduld,
mit Veränderungen,
die ihre Zeit brauchen
und Wertschätzung für alles,
was ich habe.

Toleranz gegenüber jenen,
mit anderen Schwierigkeiten
und die Kraft,
aufzustehen und es immer wieder zu versuchen.

(Gelassenheitsgebet der Anonymen Alkoholiker)

LEOPOLD UND DIE BEFÖRDERUNG

Leopold ist von großer Statur, hat dunkles, kurzes Haar und trägt eine grüne Brille.

C: Was führt Sie zu mir?

K: Es geht bei mir um eine berufliche Entscheidung, ob ich mich verändern soll oder nicht.

C: Worum genau geht es?

K: Ich arbeite seit zwei Jahren im Controlling einer großen EDV-Firma. Mein Vorgesetzter kam nun mit dem Vorschlag zu mir, diese Abteilung zu leiten. Eigentlich ist es ein tolles Angebot und jeder Kollege beneidet mich darum …

STILLE

C: Eigentlich?
(Er zögerte, senkte den Blick nach unten und biss sich auf die Unterlippe.)

C: Was macht dieses Angebot mit Ihnen?

K: Ehrlich?
(Er nahm einen tiefen Atemzug und schaute mir in die Augen.)

Es macht mich einerseits nervös, weil ich das Gefühl habe, ich bin noch nicht soweit, da ich viel zu kurz in dieser Abteilung bin. Andererseits macht es mich auch wütend.
Ich weiß, dass das jetzt eigenartig klingen mag, aber ich hatte ja vor, diese Abteilung zu übernehmen, aber erst in einem Jahr und nicht jetzt schon.

C: Lassen Sie mich kurz zusammenfassen: Ihr Chef würde es Ihnen jetzt schon anbieten und Sie denken, dass Sie erst in einem Jahr so weit sind?
Woran fehlt es noch bzw. was wissen, können Sie jetzt noch nicht, was Sie erst in einem Jahr können, geht es da um fachliches Wissen?

Leopold wehrte sofort ab:

K: Nein, überhaupt nicht, vom fachlichen Wissen her weiß ich jetzt schon alles und könnte sofort die Abteilung übernehmen. Darum geht es nicht.
Ich weiß es selbst nicht, ich habe so einen Widerstand in mir. Statt, dass ich mich geehrt fühle und das Angebot annehme, ist da so ein Widerstand in mir, den ich selbst nicht verstehe und dadurch drehe ich mich im Kreis und weiß nicht weiter, es geht mir einfach alles zu schnell.

C: Lieber Leopold. Wenn ein Widerstand da ist, dann gibt es auch einen guten Grund dafür. Ich schlage vor, wir arbeiten mit diesem Widerstand und zwar über den Muskeltest und fragen Ihr Körpergedächtnis, wofür und warum dieser Widerstand da ist.

Leopold war einverstanden und nahm auf der Liege Platz. Ich ersuchte ihn, sich genau diese Situation zu verinnerlichen, von der er mir erzählt hatte:

… dass er wohl selbst das Ziel hat, diese Abteilung zu übernehmen aber jetzt, wo es ihm der Chef anbietet, sich ein derartiger Widerstand in ihm meldet, den er sich von der Vernunft her nicht erklären konnte. Leopold holte sich gedanklich diese Situation und sein Körper reagierte spontan mit Stress.

Es testeten bei ihm SCHILDDRÜSE und LEBER mit den Gefühlen

überrumpelt, fremdbestimmt und Einmischung

C: Leopold, was verbinden Sie mit diesen Gefühlen?

Leopold: „Mein ganzes Leben ist bisher so abgelaufen. Ich wurde als Kind immer **fremdbestimmt!** Welche Schule ich besuchen soll, welche Ausbildung ich machen soll; noch bevor ich überhaupt zum Atmen gekommen bin, wussten alle anderen bereits was für mich gut ist, ohne mich zu fragen. Meine Mutter meldete mich in einer Schule an, wo sie selbst gerne hingehen wollte, obwohl sie wusste, dass ich woanders hingehen möchte. Ich hätte das gerne selbst entschieden, sie hat mich einfach **überrumpelt**.

Eingemischt hat meine Mutter sich sowieso überall: in der Wahl meiner Freunde, in der Wahl meiner Hobbys, wo fange ich an, wo höre ich auf?
Wenn ich an die Situation mit meinem Chef und die Beförderung denke, ist es eigentlich genauso. Ich wechselte vor zwei Jahren in diese Abteilung und wollte dort Abteilungsleiter werden. Ich habe für mich selbst geplant, so nach drei Jahren würde

es zeitlich für mich passen, jetzt sind es zwei Jahre und es ist wie bei meiner Mutter!
Ja genau! Stimmt!
Es ist wie bei meiner Mutter, dass ich vom Chef hinsichtlich meiner Beförderung jetzt auch **überrumpelt** werde. Ein anderer würde sich freuen und wäre dankbar, aber mich stört das enorm.

Bei der Testung zeigte sich, dass dieses **fremdbestimmt** und **überrumpelt werden** eigene Gefühle von Leopold waren, der Ursprungszeitpunkt lag **kurz vor seiner Geburt**.

Schlagartig wurde Leopold sehr emotional. Es kamen verschiedenste Gefühle in ihm hoch, ein Gemisch aus Wut, Zorn und Verzweiflung. Leopold wurde kurzatmiger.

Ich berührte den Klienten an der Schulter und ermunterte ihn, tief ein- und auszuatmen und all das, was sich da in Jahrzehnten aufgestaut hatte, nun Schritt für Schritt hochkommen und bewusst über die Atmung loszulassen. Wenn er möchte, kann er es auch gerne laut aussprechen.
Leopold war sichtlich dankbar dafür, dass ich ihn jetzt nicht in einen Dialog verwickelte, sondern ihm und seinen Gefühlen einfach nur Raum und Zeit gab. Der Faktor Zeit sollte noch ganz wichtig für ihn werden.

Nach einer Achterbahn von Gefühlen und Emotionen, begann Leopold schließlich seine Geschichte zu erzählen:

Sein ursprünglicher Geburtstermin war der 1. Dezember. Da sein Großvater, Vorname Leopold, am 15.11. Namenstag hatte (Tag des heiligen Leopold – Schutzpatron von NÖ) und der Geburtstermin des Klienten rund zwei Wochen nach diesem für alle in der Familie so wichtigen Tag lag, wurde beschlossen (**fremdbestimmt**), dass der kleine Leopold mit geplantem Wunschkaiserschnitt und Wunschdatum geholt werden sollte.

16 Tage vor dem errechneten Geburtstermin wurde der kleine Leopold sozusagen aus seiner kleinen Wohnung geschmissen, **überrumpelt** und **fremdbestimmt** aus dem Bauch der Mama geholt.

Betrachten wir den kleinen Leopold:
Er war im Bauch der Mutter, seit fast neun Monaten. Es war warm, es war vertraut, er hatte noch etwas Zeit vor sich. Sein Aufenthalt war noch nicht beendet, erst in zwei bis 3 Wochen würde er sich auf den Weg in die Welt machen …
Ohne Vorwarnung wurde alles von einem Moment auf den anderen verändert:
Er wurde fremdbestimmt auf die Welt geholt, es war hell, es war kalt, der kleine Leopold **war noch nicht so weit**, noch lange nicht. Leopold war plötzlich da, ob er wollte oder nicht.

Genau jetzt wiederholte sich die Situation von damals:
Er fühlte sich durch die vorzeitige Beförderung fremdbestimmt und überrumpelt, da er das Gefühl hatte, noch nicht bereit zu sein.

Gerade Kinder, die **überrumpelt, fremdbestimmt** ins Leben geholt wurden, haben oft ein Thema mit dem Faktor Zeit. Sie brauchen ganz viel Zeit, Zeit die ihnen damals genommen wurde. Zeit, sich langsam einzugewöhnen, Zeit, um anzukommen und wieder Sicherheit zu gewinnen.
Es könnte sein, dass solche Kinder ganz massiv auf jegliche Veränderungen reagieren. Sei es von zu Hause weg zur Tagesmutter oder die Veränderung in den Kindergarten zu kommen. Vielleicht bevorzugen sie es auch, nur mit vertrauten, bekannten Kindern zu spielen und suchen eher die vertraute Nähe der Mutter, als die fremder Kinder.

Auf jegliche Art von Druck, vor allem zeitlichen Druck, können diese Menschen meist sehr wütend reagieren, weil sie dadurch mit ihrem Urtrauma konfrontiert werden – der Tatsache, dass ihnen damals nicht die Zeit gegeben wurde, die sie noch gebraucht hätten.
Oder, sie versuchen gegen zu steuern, in dem sie sich bewusst für alles ganz lange Zeit nehmen.
In beiden Fällen ist das Urtrauma, die ursächliche Blockade, nicht gelöst, es ist lediglich eine Kompensation.

In der Natur braucht alles seine Zeit. Ein kleiner Vogel im Nest weiß genau wann er schlüpft. Würde er vorzeitig durch fremde Hand einfach geholt werden, würde er immer wieder hinterher hinken.

Rückblickend betrachtet wurde Leopold bewusst, wie oft diese Umstände seiner Geburt – **überrumpelt, fremdbestimmt** zu werden ihm immer wieder begegneten.
Ihm wurde nun auch der Hintergrund seiner Aggression bewusst, die in ihm hoch kam, wenn er das Gefühl hatte, **noch nicht so weit zu sein** oder **jemand anderer bestimmt** über mich**.**

Er hätte vielleicht die Schule gewählt, in die ihn seine Mutter ohne nachzufragen angemeldet hatte, obwohl er sie ersucht hatte, sich ein Jahr Auszeit zu nehmen. Über diesen Umweg wäre er vielleicht auch dorthin gekommen, aber eben in SEINER Zeit und nicht fremdbestimmt und überrumpelt von seiner Mutter.

Dadurch, dass Leopold der Auslösereiz für seinen Widerstand bewusst war, konnte er nun anders mit der beruflichen Situation umgehen. Das Erwachsenen-ICH war nun fähig, klar und logisch zu erkennen, ob die Beförderung für ihn passt oder nicht.

Leopold setzte sich wieder auf die Couch, nahm einen tiefen Atemzug und riss plötzlich seine Augen weit auf.

C: Wo sind Sie jetzt?
(Leopold vergrub sein Gesicht in seinen Händen und begann zu weinen.)

C: Ist Ihnen noch etwas bewusst geworden?

Es war mucksmäuschenstill im Raum, sein verklärter Blick starrte ins Leere. Er nickte.

K: Meine einzige Liebe ... habe ich dadurch auch verloren ...

STILLE

C: Möchten Sie mir davon erzählen?

K: Monika war meine erste große Liebe, mit der ich einige Jahre beisammen war. Wir studierten gemeinsam. Sie war genau die Richtige, sie engte mich nie ein, sie gab mir alle Freiheiten.
Wir gaben anlässlich unserer Sponsion ein gemeinsames Fest. Es waren viele Gäste da, Freunde, Verwandte, über 100 Personen. Monis Eltern hatten die Feier für uns ausgerichtet. Monika liebte das Leben, die Freiheit, genauso wie ich, dennoch wussten wir beide von Beginn an, dass wir zusammengehören, selbst, wenn ihre Eltern anders darüber dachten. Sie hatten den Sohn eines befreundeten Ärzteehepaares für Moni im Auge, aber das tat unserer Liebe keinen Abbruch.

Da war also diese Sponsionsfeier – und dann geschah es – wie in einer Filmszene. Kurz nach Mitternacht überraschte mich Monika vor versammelter Gästeschar plötzlich mit einem Heiratsantrag!

Ich liebte diese Frau, mehr als alles andere, aber in diesem Moment, wo sie mich derartig **überrumpelte**, konnte ich einfach nicht anders reagieren. Ich war wie versteinert und brachte kein Wort heraus.

Nach dieser Sitzung verstehe ich nun, warum, weil ich einfach **„noch nicht so weit war"** und wieder **überrumpelt** wurde und Monis Liebesbeweis in diesem Moment gar nicht als Geschenk sehen konnte, ich war völlig überfordert damals.

Am meisten war ich von Monis Blick erschrocken, als sie das blanke Entsetzen in meinem Gesicht bemerkte. Nie werde ich ihren schmerzvollen Blick vergessen, genauso wenig wie den abschätzenden Blick ihrer Eltern, die ohnehin nicht verstehen konnten, dass sie mich ihrem Wunschkandidaten vorzog. Jetzt war es nun endgültig um deren Gunst vorbei, aber das störte mich nicht.

Was für mich das Schlimmste war, dass ich Monika in diesem Moment verloren hatte.

Ich konnte ihr mein Verhalten auch nicht plausibel erklären. Wie auch? Es war mir selbst ein Rätsel. Jetzt ist es mir bewusst, dass ich retraumatisiert war von dieser **Überrumpelung**. Es war dieses alte Muster, dass jemand über mich und mein Leben bestimmt, es ließ mich so reagieren und ich hätte es damals auch nicht ändern können.

Moni war geschockt.. Die entsetzten Blicke der Anderen und das Unverständnis aller Anwesenden über meine Reaktion taten ihr Übriges. Sie verließ mit ihrer besten Freundin die Feier und es endete im Fiasko.

Monis damalige Worte machen nach dieser Sitzung nun auch Sinn für mich:

„Für Dich, wird es nie den richtigen Zeitpunkt geben.

Meine Eltern haben Recht – Deine Freiheit ist Dir wichtiger als alles andere, auch als ich."

So verlor ich an diesem Tag alles, was mir lieb war.
Sie ist und bleibt die Liebe meines Lebens …
bis heute.

Seither hatte ich keine Beziehung mehr. Moni habe ich erfahren, hat kurz nach dem Desaster den Wunschkandidaten der Eltern geheiratet und ich frage mich, ob sie je wirklich glücklich geworden ist.

ALLES HAT SEINE ZEIT

Ein Jegliches hat seine Zeit,
und alles Vorhaben unter dem Himmel hat seine Stunde:
geboren werden hat seine Zeit,
sterben hat seine Zeit;
pflanzen hat seine Zeit,
ausreißen, was gepflanzt ist, hat seine Zeit;
töten hat seine Zeit,
heilen hat seine Zeit;
abbrechen hat seine Zeit,
bauen hat seine Zeit;
weinen hat seine Zeit,
lachen hat seine Zeit;
klagen hat seine Zeit,
tanzen hat seine Zeit;
Steine wegwerfen hat seine Zeit,
Steine sammeln hat seine Zeit;
herzen hat seine Zeit,

aufhören zu herzen hat seine Zeit;
suchen hat seine Zeit,
verlieren hat seine Zeit;
behalten hat seine Zeit,
wegwerfen hat seine Zeit;
zerreißen hat seine Zeit,
zunähen hat seine Zeit;
schweigen hat seine Zeit,
reden hat seine Zeit;
lieben hat seine Zeit,
hassen hat seine Zeit;
Streit hat seine Zeit,
Frieden hat seine Zeit.

(Der Prediger Salomo – Buch Kohelet)

DIE GESCHICHTE VON DEN ZWEI WÖLFEN

Wir verspüren immer nur die Gefühle, die wir regelmäßig nähren

Eines Abends erzählte ein alter Indianerhäuptling seinem Sohn folgende Geschichte:

Mein Sohn!
In jedem von uns tobt ein Kampf zwischen zwei Wölfen.

Der eine Wolf ist böse.
Er kämpft mit Ärger, Neid, Eifersucht, Sorgen, Gier,

Arroganz, Selbstmitleid, Lügen, Überheblichkeit, Egoismus und Missgunst.

Der andere Wolf ist gut.
Er kämpft mit Liebe, Freude, Frieden, Hoffnung, Gelassenheit, Güte, Mitgefühl, Großzügigkeit, Dankbarkeit, Vertrauen und Wahrheit.

Der Sohn fragte den Vater:
Und welcher der beiden Wölfe gewinnt?
Der Häuptling antwortete:
„Der, den du fütterst."

Wir alle verspüren negative und positive Gefühle. Diese sind jedoch nicht unberechenbar wie das Wetter. Im Gegenteil, jeder von uns hat Einfluss auf seine Gefühle.

Wir füttern, nähren oft unsere unangenehmen Gefühle und halten sie dadurch am Leben: durch Selbstgespräche, endlose Gedankenschleifen, in denen wir an uns und dem was wir tun ständig zweifeln. So wird dieser „negative" Wolf ins uns immer größer und der „positive Wolf" hat nicht viel Platz.

Wir müssen aber nicht leiden! Wir können uns in jedem Moment umentscheiden! Wir können jeden Moment etwas anderes wählen. Wenn ich den Tag damit beginne, dass ich an mir zweifle, dass ich mir ausmale, was alles passieren kann, wenn ich das Gefühl der Versagensangst immer wieder nähre und dem mehr Raum als mir selbst gebe, dann ist es so, wie wenn ich diesen „negativen Wolf" als Beifahrer neben mir sitzen habe und ihm immer mehr Platz gebe. Bis ich ihn schließlich sogar ans Steuer meines Lebens lasse, und SELBST nur mehr auf der Rückbank Platz nehme oder gar aus meinem Lebensauto aussteige.

Wir sind nicht nur verantwortlich für das,
was wir tun,
sondern auch für das,
was wir nicht tun.

(Molière)

KARIN UND DER TOTE „MÜLLER-OPA"

Karin, 48 Jahre, war schon einige Male bei mir. Sie ist als Trainerin im Ausbildungsbereich tätig.

Dieses Mal kam Karin mit einem gesundheitlichen Anliegen. Ihre Ärztin ist alternativ tätig und wundert sich über Karins Bluthochdruck, denn ihre Patientin ernährt sich gesund, betreibt Sport und wirkt auch sonst sehr ausgeglichen.
Gesundheitlich gibt es bei Karin hie und da ein paar Wehwehchen. Sobald sich diesbezüglich etwas bei ihr meldet, nimmt sie das auch sehr ernst und klärt es immer wieder bei verschiedensten Ärzten ab. So bekommt Karin diese Wehwehchen auch wieder rasch in den Griff, dennoch hat sie, wenn Karins Ärztin sie durchcheckt, stets enorm hohen Blutdruck.
Karin wollte ihren Bluthochdruck einmal von einer anderen Seite betrachten.
Eingangs erzählte sie: „Dieser Bluthochdruck ist so lästig und ich verstehe es nicht, wie wenn er nicht zu mir gehören würde."

Es gibt Sätze, die einem im Gedächtnis bleiben. Ich nehme dann davon Notiz und behalte sie im Hinterkopf. Was ich damit sagen möchte, ist, dass jeder von uns diese Schlüsselmomente kennt: das muss nicht nur in der Therapie passieren.

Auch Gespräche unter Freunden können solche Sätze beinhalten. Ein Wort ergibt das andere und plötzlich fällt ein Satz, der tiefer geht, wo manchmal beide Gesprächspartner sofort erkennen, wieviel Wahrheit dieser Satz, dieser Gedanke in diesem Moment in sich hat. Manchmal ist diese Wahrheit für beide erkennbar, manchmal nur für einen der Gesprächspartner.

Zurück zu Karin:

C: Liebe Karin, Du hast gesagt, dass dieser Bluthochdruck so lästig für Dich ist und Du das Gefühl hast, als ob er nicht zu Dir gehören würde. Welche Gefühle verbindest Du mit dem Bluthochdruck, was macht das mit Dir?

K: Ich fühle mich ausgeliefert, hilflos und unter Druck gesetzt.

C: Was ist Dein Wunsch, Karin, wie möchtest Du Dich stattdessen gerne fühlen?
Karin lächelte und hatte sofort ihr Ziel parat:

K: unbeschwert, frei und leicht.

Ich bat Karin, sich in die Stress-Situation (sich ausgeliefert, hilflos zu fühlen) zu versetzen, um mit der kinesiologischen Testung beginnen zu können. Auf der emotionalen Ebene testete das Organ HERZ und darin ein einziges Gefühl – **sich schützen.**

Ich fragte Karin, ob und wenn ja, in welchen Bereichen, sie dieses Gefühl kannte.
Karin fand sehr rasch einige Verbindungen dazu.

K: Also da fallen mir die vielen, sicher übertriebenen Arztbesuche meinerseits ein, wo ohnehin immer alles in Ordnung ist. Deshalb mache ich sie ja, die vielen Kontrolluntersuchungen, um mich davor zu **schützen**, dass einmal etwas passiert, oder etwas Schlimmes sein könnte.

Bevor ich weiter testen konnte, fiel Karin mir ins Wort.

K: Noch etwas fällt mir ein. Ich arbeite ja beim Arbeitsamt und mache Schulungen. Einmal im Monat bin ich bei meinem Ausbildner zur Supervision und da gehe ich immer verschiedenste Szenarien mit ihm durch, die mich möglicherweise bei der nächsten Ausbildungsgruppe erwarten könnten.

C: Wie meinst Du das? Was könnte Dich erwarten?

K: Naja, ich spiele mit meinem Ausbildungsleiter mögliche Konfliktsituationen durch, die mir passieren könnten. Zum Beispiel, die Gruppe ist desinteressiert und arbeitet nicht mit, was kann ich tun? Oder – es gibt einen Querulanten in der Gruppe, der meinen Unterricht stört. Ich gehe dann mögliche Alternativen mit meinem Supervisor durch, wie ich dann reagieren könnte, was ich sagen oder tun könnte usw.

C: Ok, und warum tust Du das?

K: Eben auch, um mich zu **schützen**, zu schützen davor, dass es mir nicht entgleitet und ich die Gruppe nicht mehr leiten kann. (Karin schmunzelte.)

C: Ist noch etwas Karin?

K: Ja, noch etwas fällt mir ein. Ich trage am liebsten hochgeschlossene Kleidung und selbst im Sommer einen Schal um den Hals, auch, um **mich zu schützen**, um nicht krank zu werden. Oh mein Gott, es ist verrückt, mir fällt noch etwas ein. Das ist ja in allen Bereichen meines Lebens verwurzelt …

Also wir waren in unserer Trainerausbildung beim AMS acht Teilnehmerinnen und zwei Mal im Jahr gibt es ein Treffen. Ein Treffen, das schon vier Mal stattgefunden hat und bei dem ich jedes Mal durch Abwesenheit geglänzt habe.

C: Warum das?

K: Eben auch, um mich **zu schützen**. Ich wollte es mir nicht antun, dass die sieben anderen Kolleginnen vielleicht erzählen, wie erfolgreich sie sind und welche tollen Ausbildungsgruppen sie haben. Ich denke sowieso, dass alle besser sind als ich, also tue ich mir das doch nicht freiwillig an, dass ich es dann auch noch bestätigt bekomme. Da schütze ich mich lieber davor und erfinde irgendwelche Ausreden, dass ich nicht kommen kann oder keine Zeit habe. Puh! Das zieht sich ja wirklich durch mein ganzes Leben.
Karin wirkte nachdenklich.
C: Ein guter Zeitpunkt, um es zu verabschieden Karin, oder? (Karin stimmte nickend zu.)
Es zeigte sich, dass dieses Gefühl **sich schützen** müssen, gar nicht ihr eigenes Gefühl war, sondern das Gefühl **ihres Opas mütterlicherseits.**
K: Mein Opa mütterlicherseits – ja der hatte auch immer einen hohen Blutdruck, den haben sie immer den bösen Müller Opa genannt.
C: Den bösen Müller Opa?
K: Ja, er galt als geizig und sehr sparsam, er hat oft nur altes Brot gegessen, um sich vor finanziellem Ruin **zu schützen** …
Und das Ärgste ist, dass ich das auch kenne.
C: Was kennst Du auch?
K: Mein Mann ist selbstständig und immer, wenn es um den Monatsabschluss ging, dann bekam ich existentielle Ängste und stellte das Kochen und das Einkaufen ein. Es gab dann immer nur kalte Jause, obwohl wir weit entfernt von finanziellem Ruin

waren. Mir fällt gerade ein, dass mein Opa im Krieg verwundet wurde, weil er …

… weil er sich (Karin begann zu stocken …) **zu wenig geschützt hatte** und unachtsam war!

Oh mein Gott! Das gibt es ja nicht. Jetzt weiß ich erst wie ähnlich ich meinem Opa bin. So wie ich die Treffen mit den Kolleginnen vermieden habe, um mich vor dem Gefühl des Versagens **zu schützen**, so hat mein Opa die Auslagen der Konkurrenz vermieden.

C: Die Auslagen der Konkurrenz, wie meinst Du das?

Karin holte aus und erzählte mir die Geschichte ihres Opas:

Der Müller-Opa hatte eine sehr gut gehende Konditorei und Bäckerei. Er arbeitete Tag und Nacht, er war ein sehr fleißiger Mann, aber er konnte seinen Erfolg nicht wirklich genießen, weil er stets Angst hatte, die anderen Bäcker/Konditoren seien besser als er.

Er nahm sowohl auf dem Weg zur Kirche, als auch auf sonstigen Wegen stets einen Umweg in Kauf, um ja nicht die Auslagen der Konkurrenz zu sehen. Um sich davor **zu schützen**, möglicherweise zu sehen, dass die Mitanbieter schönere Auslagen haben als er. Jetzt verstehe ich erst wie es ihm gegangen sein muss, genauso geht es mir mit meinen Kolleginnen.

Das berührt mich jetzt gerade sehr.

(Karin begann zu weinen.)

C: Lass Deine Augen geschlossen Karin, atme bitte tief ein und aus und stelle Dir Deinen Opa gegenüber von Dir vor. Den Opa, über den alle gesagt haben, dass er der böse Müller Opa sei und der ständig das Gefühl hatte, **sich schützen** zu müssen. Du kennst jetzt viel mehr als alle anderen von ihm, Du weißt genau wie er sich gefühlt haben muss, wie es ihm gegangen sein muss. Mit seiner großen Angst. Wie geht es Dir Karin, wenn Du ihm gegenüberstehst?

K: Erleichtert, interessanterweise. Ja, erleichtert, weil ich tief in mir drinnen wusste, dass all diese Ängste und dieser Druck

(Bluthochdruck) gar nicht zu mir gehören. (siehe Eingangsgespräch)

C: Liebe Karin, ich sage Dir nun ein paar Sätze vor, die Du bitte wiederholst, aber nur, wenn sie für Dich stimmig sind.

Karin nickte.

„Lieber Müller-Opa. Ich sehe Dich. Ich habe all Deine Gefühle in meinem Herzen mitgetragen. Deine Angst zu versagen, Deine Angst zu scheitern, Deine Angst vor finanziellem Ruin und auch Deinen Zwang, sich ständig **schützen** zu müssen.

Es sind DEINE Gefühle lieber Müller-Opa aus DEINER Geschichte von damals. Als Du im Krieg warst, lieber Opa, hast Du Dich nicht ausreichend geschützt und wurdest verwundet. Diese Geschichte Opa, hast Du aus dem Krieg in Dein weiteres Leben mitgenommen. Ständig dieser Zwang Dich **schützen** zu müssen. Ich habe es genauso gemacht wie Du, lieber Opa, so war ich Dir ganz nahe. Jede Einzelheit mein lieber Müller Opa, wie wenn Dein Leben meins wäre. Ich habe meine Mitbewerber auch stets als Konkurrenten und Feinde gesehen und die Treffen genauso gemieden, wie Du die Schaufenster Deiner Berufskollegen, weil wir uns vor dem Gefühl versagt zu haben, schützen wollten. Auch Deine Existenzängste habe ich 1:1 übernommen und bis jetzt gelebt.

Vor den jeweiligen Monatsabschlüssen ging ich auch oft Tage lang nicht einkaufen und ernährte mich und meinen Mann nur von kalter Jause, aus Angst, wir könnten im Ruin landen, dabei geht das Geschäft meines Mannes sehr gut und er hat meine übertriebene, unangemessene Existenzangst nie verstehen können.

Deine Existenzangst, lieber Müller-Opa und Deine Hilflosigkeit sind bereits im Krieg entstanden und Du hast sie mit nach Hause genommen. Diese Ängste, diese Zwänge haben Dich kontrolliert. Du hast so viel geleistet, lieber Opa, doch Du konntest es nie genießen.

Ich habe es genauso gemacht wie Du. Ich habe auch immer so

viel gerackert, ich habe es mir immer unnötig schwer gemacht, dabei hat das alles gar nichts mit mir zu tun.
Du bist der Ludwig Müller und ich bin die Karin Leitner.
Du bist der Opa und ich bin die Enkelin.
Du Opa, warst damals und ich, bin heute.
Du hast Deine Geschichte Opa und ich habe meine Geschichte.
Du hast Dein Schicksal Opa und ich habe meines.
Ich weiß jetzt erst wie schwer Du es hattest, Du bist gar nicht der böse Müller-Opa!
(Karin war tief berührt und unterbrach kurz.)
Karin: „Ich möchte ihm noch etwas ganz wichtiges sagen:
„Lieber Opa, Du hast ganz viel erreicht und Deine drei Filialen die Du gegründet hast, die gibt es heute noch Opa. Das hast Du wirklich toll gemacht."
C: Liebe Karin, Du nimmst Dir die Zeit, die Du jetzt brauchst und atmest tief ein und aus und bei jedem Ausatmen lässt Du alles zum Opa hinfließen, was zum Opa gehört.
Sein Gefühl der Hilflosigkeit, sein Gefühl **sich schützen** zu müssen, seinen Zwang und alles was zu ihm und zu seiner Geschichte gehört, lässt Du jetzt bei ihm. Wie wenn Du Wäsche sortieren würdest. Wem gehört was?
Ob Du es in Luftballons hineinbläst, in Seifenblasen oder was auch immer Du Dir kreierst, um es dem Opa zurückzugeben, alles darf zu ihm zurückgehen. Erst wenn du fertig bist, gibst Du mir mit Kopfnicken ein Zeichen.
Karin atmete tief ein und aus und nach einigen Minuten kam ein richtiger Stoßseufzer und ihr Körper entspannte sich. (Karin nickte.)
C: Wenn Du jetzt zum Opa hinschaust, was nimmst Du wahr, Karin?
K: Er wirkt ganz anders, als ich ihn in Erinnerung hatte. Früher war er so angespannt und gebückt. (Karin strahlte.)
Jetzt steht er aufrecht da, sehr stabil und stolz, seit er gehört hat,

dass es seine drei Filialen alle noch gibt. Ich habe ihm auch gesagt, dass die Filialen sehr gut laufen und das gefällt ihm.
C: Karin, nimm noch einen tiefen Atemzug und sag zu ihm: Lieber Opa, ich gebe Dir einen großen Platz in meinem Herzen und ich weiß, Du segnest mich, wenn ich jetzt meinen eigenen Weg gehe und meine eigenen Erfahrungen mache, die ganz anders sein dürfen als die Deinen Opa. Ich darf jetzt meinen eigenen Weg gehen, in Ruhe und Gelassenheit, ohne Ängste und Druck. Was Dir damals nicht möglich war lieber Opa, das darf ich jetzt tun.
Karin kicherte, weil der Opa, wie sie sagte, übers ganze Gesicht grinste und das tat Karin sehr gut.
C: Wie geht es Dir, Karin? Wie fühlst Du Dich?

STILLE

K: Ich bin ruhig, ich bin gelassen, ich spüre ein stabiles Rückgrat, mir wird ganz warm ums Herz.
C: Sehr schön Karin, während Du in Deinem Rhythmus ein- und ausatmest, lässt Du diese Ruhe, diese Gelassenheit in jede Zelle Deines Köpers fließen.
K: Mir fällt schon wieder etwas ein, darf ich es sagen?
C: Natürlich.
K: Also der Opa war sehr hilfsbereit und hatte immer einen Leitspruch:
„Immer, wenn Hilfe gebraucht wird, ist ein Müller zur Stelle."
(Tränen der Rührung flossen über Karins Wangen.)
K: Das ist etwas, was auch über ihn erzählt wurde, ich kannte ihn ja nicht persönlich. Diese Hilfsbereitschaft, die nehme ich mir gerne mit, das ist etwas ganz Wertvolles.
Karin lächelte zufrieden und ich fragte sie, was für sie eine Art Anker sein könnte, damit sie diesen positiven Zustand für sich gut abrufen kann.
C: Spürst Du es an einer bestimmten Körperstelle oder kommt

vielleicht ein Bild dazu in Dir hoch, das diesen ressourcevollen Zustand für Dich symbolisiert?
K: Ein Bild, ein Bild ist schon da, ein Bild von einem See.
C: Ein See, sehr schön Karin. Wo bist Du? Vor dem See oder…
K: Ich bin in dem See. Ich liege in Rückenlage in diesem ruhigen See.
Karin setzte fort: „Ich lasse mich ganz sanft von dem Wasser tragen, in diesem ruhigen See."
C: Nimm diese Ruhe ganz in Dich auf, atme sie ein in Dich und lasse sie in jede Zelle Deines Körpers fließen, besonders in Dein Herz. Es darf jetzt langsamer, in Deinem eigenen Takt, schlagen und muss nicht mehr zu Höchstleistungen auflaufen.
Hier können wir sehen, wie unwichtig es für unsere Seele ist, ob wir ein bestimmtes Familienmitglied persönlich gekannt haben oder nicht. Die (Ver)Bindung ist dennoch da.
Folgende Worte von Dr. Gunthard Weber beschreiben diese Thematik wunderbar:

Bindung

Wie ein Baum den Standort nicht bestimmt
auf dem er wächst
und wie er sich auf freiem Feld anders als im Wald entwickelt
und im geschützten Tal anders als auf ungeschützter Höhe,
so fügt ein Kind sich fraglos in die Ursprungsgruppe ein
und hängt an ihr,
mit einer Kraft und Konsequenz,
die nur mit einer Prägung zu vergleichen ist.
Diese Bindung wird vom Kind als Liebe und Glück erlebt,
wie immer es in dieser Gruppe wird gedeihen können,
wie es auch verkümmern muss
und wie immer auch die Eltern sind – und was sie sind.
Das Kind weiß, dass es dort dazugehört,

Und dieses Wissen und diese Bindung ist Liebe.
Die Urliebe oder primäre Liebe
Diese Bindung geht so tief,
dass das Kind sogar bereit ist,
sein Leben und sein Glück der Bindung zuliebe zu opfern.

(Gunthard Weber)

Einige Tage später trudelte Karins E-Mail bei mir ein:
Liebste Susanne!

Die letzte Sitzung war mal wieder „bombastisch", um im Kriegsjargon zu bleiben! Ich habe das Gefühl, endlich raus aus dem **schützenden** Schützengraben zu sein und nun eine friedlichere, ruhigere und vertrauensvollere Welt kennenlernen zu dürfen! Mein Blutdruck sinkt täglich, welch' angenehmer Nebeneffekt! Nochmals ganz herzlichen Dank für diese so wichtige Sitzung! Alles Liebe für Dich und ich freue mich schon auf das nächste Mal bei Dir.

In tiefer Dankbarkeit, Karin

ROBERT, KERSTIN UND DIE LEERE

Kerstin kam alleine zu mir und begann sofort mit ihrer Geschichte:

Robert ist Kerstins große Liebe. Es gab für sie immer nur den Einen. Die beiden nahmen sich eine gemeinsame Wohnung und bauten nebenbei ein schmuckes Einfamilienhaus.

Dann folgte eine Märchenhochzeit mit allem, was sich Kerstin schon als kleines Mädchen erträumt hatte. Das erste Kind, Luisa, wurde geboren. Bis dahin war noch alles in Ordnung. Irgendwie, sagte sie, war dann plötzlich der Wurm drinnen.

Eines ergab das andere. Kerstin hatte das Gefühl, in eine Art Depression zu rutschen und begann mit sich selbst und ihrem Leben zu hadern. Sie war ständig schlecht gelaunt, immer wieder diese Schwere, den Wunsch im Bett zu bleiben, stets begleitet von einer unendlichen Traurigkeit in ihr.

Dann wurde das zweite Kind geboren, ein Sohn.

Kerstin: „Mein Gott, wie gut ich es doch habe. Einen liebevollen Mann, zwei gesunde Kinder, ein tolles Haus mit Garten und Pool. Ich fühle mich schlecht, dass ich trotz der Fülle, dem Reichtum, der ja auch sichtbar da ist, immer trauriger werde und ich mich immer mehr zurückziehe, vor allem von Robert. Auch körperlich halte ich seine Nähe kaum aus.
Er hat lange, lange zugeschaut und mich auch niemals bedrängt. Zuletzt äußerte er die Vermutung, dass ein anderer Mann im Spiel sei.
Das wäre das Letzte, was ich jetzt noch brauchen könnte …
Alles ist so lähmend für mich, so anstrengend, der ganze Tagesablauf, obwohl ich ja nur Mutter unserer Kinder und zu Hause bin. Täglich fiebere ich dem Sandmännchen im Fernsehprogramm entgegen, damit Luisa und Leon endlich im Bett sind, ich lasse sie oft länger fernsehen als ich es selbst in Ordnung finde, nur um meine Ruhe zu haben, damit ich mit meiner Schwere und meiner Traurigkeit alleine sein kann.

Ich weiß einfach nicht, was mit mir los ist. Ich wünsche mir, dass auch die Beziehung zu Robert wieder so wie früher wird oder zumindest anders als jetzt."

C: Kerstin, schließe bitte Deine Augen, atme tief ein und aus und stelle Dir Deinen Mann Robert gegenüber von Dir vor. Wie geht es Dir damit? Wie fühlst Du Dich dabei? Was nimmst Du wahr?

K: Es geht nicht.
C: Was geht nicht?
K: Ich komme nicht hin zu ihm.
C: Was verhindert es?
K: Da ist etwas zwischen uns.
C: Was ist zwischen Euch?
K: So eine Leere, wie ein riesengroßes, schwarzes Loch zwischen uns und ich bin ganz absorbiert davon.
C: Was ist Dein Wunsch Kerstin?
K: Ich will glücklich sein, ich will mit Robert wieder glücklich sein und mein Leben genießen können.

C: Kerstin nimm Dir bitte symbolisch ein Paar Schuhe für Dich und ein Paar Schuhe für Deinen Mann.
(Kerstin wählte rote Schuhe für sich und blaue Schuhe für Robert.)

C: Kerstin, ziehe Dir bitte die roten Patschen an und bleibe gleich hier stehen.

(Die blauen Patschen, die Kerstin für Robert gewählt hatte, legte ich ihr gegenüber auf den Boden.)

C: Wenn Du in Dich hineinfühlst Kerstin, wie geht es Dir hier auf Deinem Platz Robert gegenüber?

Kerstin schwankte ein wenig auf ihrer Position und blickte stets nach unten, in den Freiraum am Boden zwischen sich und Robert.

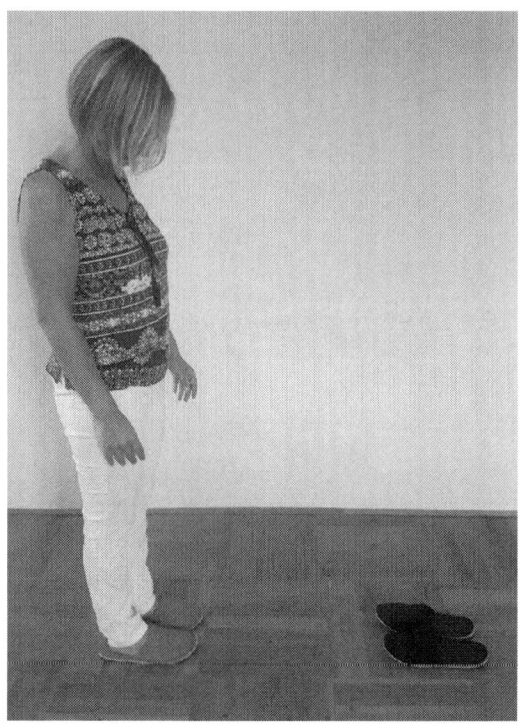

K: Es ist genauso wie zuvor, als Du mich mit geschlossenen Augen auf der Couch gefragt hast.

Robert steht zwar vis-a-vis von mir, aber ich sehe ihn nicht, weil ich so auf den Platz zwischen uns schauen muss. Da geht meine ganze Aufmerksamkeit hin, ich sehe nichts anderes und je mehr ich dort hinschaue umso mehr saugt mich das auf, wie ein schwarzes Loch.

(Ich wählte symbolisch für diese **LEERE** einen Polster und legte ihn dorthin, wo Kerstins Aufmerksamkeit war, zwischen ihr und Robert am Boden.

Kerstin erstarrte plötzlich und blickte wie paralysiert auf diesen Polster zwischen sich und Robert.

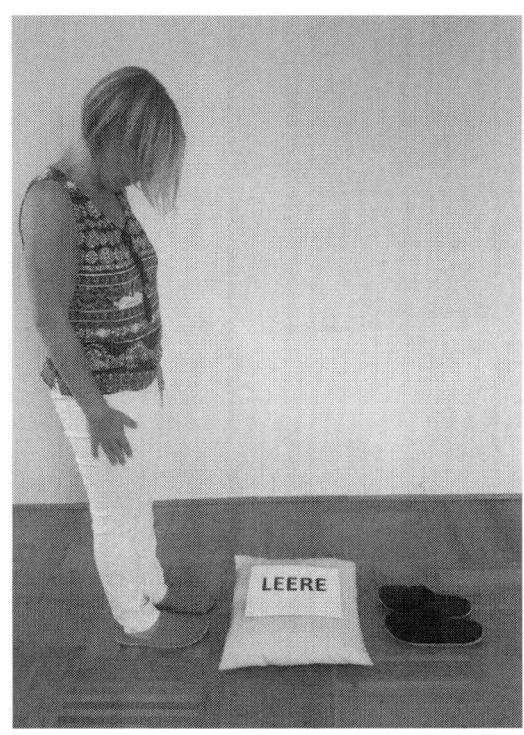

C: Kerstin, auf wen schaust Du?
K: Ich weiß es nicht … ich bin so traurig, ich könnte weinen wenn ich den Polster sehe.
(Tränen liefen über Kerstins Wangen.)

C: Kerstin, wer ist gestorben?
K: Niemand.
C: Wer ist gestorben, Kerstin?

Kerstin brach augenblicklich in Tränen aus und schrie: „Mein Kind, mein Kind ist gestorben!"

Dann sank sie zu Boden, drückte den Polster ganz fest an sich, als ob es ein Kind wäre und wimmerte voller Schmerz vor sich hin.

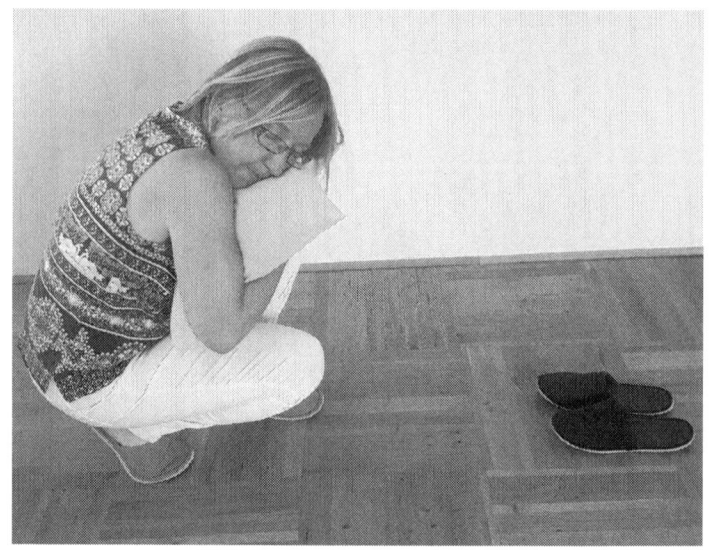

(einige Zeit später)

C: Welches Kind, Kerstin?

Kerstin: „Ich hatte zwischen Luisa und Leon eine Fehlgeburt. Das war damals ganz schlimm für mich, besonders die Aussage des Arztes damals, dass es ja erst in der 12. Schwangerschaftswoche war, als ob das etwas ändern würde!"

C: So ein Verlust wird meistens schnell weggesteckt und nicht betrauert, weil entweder keine Zeit dafür ist oder keine Notwendigkeit gegeben ist, da es „eh noch so klein" war.
Dennoch ist und bleibt es Dein Kind. Die Mutter bleibt oft mit ihrem Schmerz alleine.

Bert Hellinger, Familientherapeut und Begründer der Aufstellungsarbeit, sagt dazu: **„Wenn ein Kind geht, geht oft ein Teil der Mutter mit."**

Genauso war es bei Kerstin. Kurz vor Luisas erstem Geburtstag wurde sie wieder schwanger und sie war überglücklich. Doch Kerstin bekam Blutungen in der 12. Schwangerschaftswoche und das Kind entwickelte sich nicht weiter. Das Schlimmste für Kerstin war die Curettage, bei der das kleine Lebewesen wieder entfernt wurde – Kerstin: „Da liegst Du im Zimmer mit Frauen, die noch keine Kinder haben und deswegen sehr verzweifelt sind, die viel weinen, weil sie eine Fehlgeburt hatten und Du verstehst deren Schmerz …

… aber niemand verstand meinen Schmerz!

Ich hörte immer nur Aussagen wie „Du hast doch schon ein Kind, ein gesundes Kind, sei dankbar dafür." Diese Aussagen waren sicher gut gemeint, aber sie halfen mir nicht, im Gegenteil. Sie machten mich nur noch hilfloser, weil sie mir das Gefühl gaben, ich sei undankbar und meine Trauer und mein Schmerz wären unangemessen.
Meine Schwägerin hatte in dieser Zeit auch eine Fehlgeburt, sie hatte noch kein Kind. Bei ihr war es natürlich angebracht zu trauern, nur ich durfte nicht trauern. Ich sollte dankbar über Luisa sein und hatte sozusagen offiziell kein Recht um mein totes Kind zu weinen, meine Schwägerin schon. Das machte mich nur noch verzweifelter."

Stirbt ein Kind, „stirbt" oft ein Teil der Mutter, vor allem dann, wenn es nicht möglich war über das Ausleben der Trauer das Kind gehen zulassen. Ein Teil von Kerstin ging damals mit dem toten Kind mit und sie konnte das Leben ab diesem Moment nicht mehr ganz nehmen, geschweige denn, genießen.

Kerstin wurde dadurch auch bewusst, warum sie die Schwangerschaft mit Leon ganz anders erlebt hatte als die erste Schwangerschaft mit Luisa. Bei Luisa war sie glücklich, lebendig und

hatte von Beginn an eine Verbindung zu ihrem ungeborenen Kind.
Nicht so in Leons Schwangerschaft. Durch den Verlust ihres zweiten Kindes lief Kerstin nur noch auf Standby-Modus, sie funktionierte. Möglicherweise hatte sie auch Angst, sich auf diese Bindung einzulassen und dieses Kind auch wieder zu verlieren.
Ihr Verhalten Leon gegenüber, seine Geburt, alles erlebte sie bei weitem nicht so bewusst und real wie bei Luisa, jetzt machte alles Sinn für Kerstin.

Sie hatte sich lange Zeit selbst die Schuld gegeben und immer wieder hinterfragt, warum sie zu Luisa von Beginn an eine tiefere, innigere Verbindung hatte als zu Leon. Lag es daran, dass Luisa ein Mädchen war, ist es bei den Burschen vielleicht anders? Immer hatte sie die Schuld bei sich gesucht und sich nur noch mehr in eine Abwärtsspirale voller negativer Gedanken und Gefühle verstrickt.
Ihr Umfeld bestätigte ihr doch immer wieder, dass man als Mutter alle Kinder gleich gern hat. Aber sie konnte zu Leon einfach nicht die selbe Verbindung spüren wie zu Luisa und fühlte sich auch noch schlecht dafür.

Plötzlich war alles klar, vor allem Kerstin war wieder klar in ihrer eigenen Wahrnehmung. Nach Kerstins Gefühl wäre es ein Mädchen gewesen und so gab sie ihr den Namen Lea.
Gemeinsam mit Robert pflanzte sie symbolisch eine Birke im Garten. So bekam auch ihr zweites Kind einen sichtbaren Platz in der Familie. Leon bekam dadurch ebenso seinen richtigen Platz in der Familie, als das dritte Kind.

Dieser gemeinsame Akt schaffte zwischen Kerstin und Robert wieder Nähe, weil die Leere zwischen ihnen endlich einen Namen und vor allem einen Platz bekommen hatte.

Einige Tage und Wochen flossen immer wieder Tränen bezüglich ihres verlorenen Kindes, weil diese unterdrückten Gefühle nun endlich Raum bekamen und gesehen werden durften. Auch die Verbindung zu ihrem Sohn Leon hatte danach eine ganz andere Intensität.

ZUM TRÖSTEN GEBOREN ...

... sind oft Menschen, die nach einer Fehlgeburt oder einem Todesfall geboren wurden. Sie wurden schon früh mit dem Thema Trauer konfrontiert, ohne, dass sie wussten warum.

Entweder erlauben sie sich ihr Leben gar nicht zu nehmen, oder sie waren schon früh die Lichtblicke nach einem Todesfall, einem Schicksalsschlag und haben somit sehr früh gelernt, sich in den Dienst, das Wohl der anderen zu stellen und für andere da zu sein.

Solche Menschen wählen oft soziale Berufe, oder engagieren sich im Pflegebereich und als ehrenamtliche Mitarbeiter.

MIT DEM KOPF DURCH DIE WAND

Eine verzweifelte Mutter kam mit ihrem dreijährigen Sohn Matthias zu mir. Sie wirkte unsicher und verzweifelt. Ich bat sie Platz zu nehmen und fragte Sie nach Ihrem Anliegen.

Die Mutter brach sofort in Tränen aus. „Wissen Sie", stammelte sie, „in der Familie meines Mannes gibt es väterlicherseits und mütterlicherseits Kinder, die Behinderungen haben, ich habe solche Angst, dass unser Sohn Matthias das auch hat."

Auf meine Frage, woher ihre Angst denn komme, erwiderte sie: „Matthias stellt sich hin und schlägt mit seinem Kopf plötzlich gegen die Wand oder den Türstock. Dann trommelt er mit seinen Fäusten auf seinen Kopf oder auch mit harten Spielsachen. Da muss ja mal etwas kaputt gehen im Kopf, das ist doch nicht normal."

Sie brach wieder in Tränen aus, während der kleine Mann mit seinem Blick zwischen mir und seiner weinenden Mama hin und her blickte.

K: Wissen Sie, was ich Rabenmutter dann mache, wenn er das tut? Ich zucke richtig aus und schreie ihn an, dass er sofort damit aufhören soll. Ich packe dann seine Hände so fest, dass er es nicht mehr tun kann.

Die Mutter von Matthias schien vor lauter Selbstvorwürfen ins Bodenlose zu fallen.

C: Das heißt, dass Sie in solchen Momenten ziemlich überfordert sind?
Man spürt auch die Ladung dahinter, Ihre Angst, die Sie wegen der behinderten Kinder in der Familie Ihres Mannes haben, die schwingt natürlich auch noch mit und dann spitzt sich das alles zu.

Auf die Dauer der Vorkommnisse angesprochen, wie lange er das schon macht, meinte sie: „Ich achte bewusst seit ein paar Monaten darauf, aber Matthias hat das schon als kleines Baby gemacht, da hat er oft seinen Kopf gegen die Stäbe seines Gitterbettes gedrückt."

Auf meine Frage hin, ob ihre Bedenken schulmedizinisch abgeklärt wurden, stimmte sie zu. Es hatte sich neurologisch nichts Auffälliges gezeigt. Jedoch, je öfter ihr Sohn das machte, umso größer die Angst der Mutter, dass es dann doch noch zu einem irreparablen Schaden kommen könnte.

Ich erklärte der Mutter, dass ich eine sogenannte Surrogat Testung mit ihr machen werde. Mit Kindern ab dem vierten bis sechsten Lebensjahr arbeiten wir direkt. Neugeborene und jüngere Kinder können mit Hilfe einer sogenannten Surrogat-Person (lat. „surrogatus" = Ersatz) getestet werden. Dabei wird über eine Bezugsperson (meistens die Mutter) gearbeitet. Durch eine Surrogat-Testung können auch bei körperlich beeinträchtigten Menschen oder Tieren Blockaden gefunden und gelöst werden.

Ich bat die Mutter, sich stellvertretend für ihren Sohn in diese Stress-Situation (wenn er mit dem Kopf gegen die Wand oder den Türstock schlägt) zu versetzen. Es zeigte sich, dass bei Matthias nur die physische Ebene betroffen war, also ein Hinweis, dass es sich um eine Blockade in der körperlichen Beschaffenheit, genauer gesagt, im Kopfbereich handelte.
Nun galt es den Entstehungszeitpunkt herauszufinden, wann sich diese Blockade im Körper manifestiert hat. Als Entstehungszeitpunkt testete, **kurz vor der Geburt**, genauer gesagt **während der Austreibungsphase.**

Ich fragte die Mutter bezüglich der Umstände der Geburt und sie erzählte, dass die Wehen sehr heftig waren, aber der Muttermund nicht aufgegangen ist. So steckte der Kopf des kleinen Matthias eine ganze Weile. Dadurch, dass seine Herztöne plötzlich abfielen, wurde ein Notkaiserschnitt gemacht.

Jedes Baby, das sich auf die Reise macht, um durch den Geburtskanal zu kommen, steht natürlich unter massiver Anspannung. Es ist eng, die Wehen kommen, jede Wehe schiebt den kleinen Menschen weiter und im Bestfall kommt nach dieser Enge und dieser Anspannung die Entspannung – Adrenalinausschüttung.

Nicht so bei Matthias.

Er machte sich zwar SELBST auf den Weg, die Wehen kamen auch regelmäßig, aber dadurch, dass der Muttermund lange nicht aufging, schob sein Köpfchen immer wieder gegen eine verschlossene Wand, wodurch es zur Anspannung im Kopfbereich kam. Als sich der Muttermund schließlich öffnete, ging es nur kurz weiter. Dann steckte der kleine Matthias mit seinem Köpfchen im Becken.

Zur Anatomie:
Bei den Babys sind die Schädelknochen noch verschiebbar. Die sogenannte Liquor-Flüssigkeit (Gehirnwasser, Nervenwasser) umhüllt die Gehirnmasse und ist der Puffer zwischen Schädelknochen und Gehirn, sonst hätte das Gehirn Druckstellen. Durch das Steckenbleiben seines Köpfchens, wurden die Schädelnähte zusammengepresst. Dadurch kam es zu einer Spannung in den Faszien und diese verblieb auch im Körper.

Dankeschön an **Sonja Lassel, Physio-Craniosacraltherapeutin,** für die tolle Beschreibung, was hier auf körperlicher Ebene passiert.

Um eine Druckentlastung zu bekommen, schlug Matthias dann immer wieder intuitiv gegen eine Wand oder harte Gegenstände. Das kennen wir, wenn wir Kopfschmerzen haben, dann halten wir uns intuitiv auch den Kopf oder drücken dagegen, um den Druck kurzfristig zu entlasten.

Nach knapp 30 Minuten war die Sitzung beendet. Auch wenn ich noch nicht die Spannung aus Matthias Kopf nehmen konnte, so war seine Mutter dennoch beruhigt und zuversichtlich, da es nun einen logischen Grund für das Verhalten ihres Sohnes gab.

Meine Empfehlung war, mit Matthias einen Physio-/Craniosacraltherapeuten aufzusuchen, um körpertherapeutisch, die noch von der Geburt verbleibende Spannung im Schädelbereich zu lösen.
Nach der ersten Behandlung bei Sonja Lassel wurde das Kopfschlagen von Matthias leichter, nach der zweiten Behandlung hörte es vollkommen auf.

GEBURT

*Körperlich sind wir zwar alle geboren,
aber emotional wurde der Geburtsprozess
von vielen nicht abgeschlossen,
besonders, wenn er traumatische Elemente enthält*

(Dr. Stanislav Grof)

Bericht von Dr. Stanislav Grof:
Viele Depressionen oder auch körperliche Schmerzen sind nicht organisch, sondern psychosomatisch bedingt. Das heißt, die Ursache liegt im Unbewussten, bei bestimmten traumatischen Erfahrungen, die verdrängt wurden – sehr häufig bei Erfahrungen aus unserer Schwangerschaft oder Geburt.
Eine häufige Quelle depressiver Gefühle liegt in jener Geburts-

phase, die ich die zweite Matrix nenne. Das ist jenes Stadium der Geburt, wo sich die Gebärmutter schon in Wehen zusammenzieht, aber der Muttermund noch nicht ganz geöffnet ist. Zeitweise drücken dann die Kontraktionen auf die mütterlichen Arterien und unterbrechen so die Blutzufuhr zwischen Mutter und Kind. Die Verbindung ist unterbrochen, das Kind empfindet Druck und große Angstmomente. Bei Menschen mit Depressionen liegt diese Erinnerung sehr nahe an der Oberfläche.

Ihre Wahrnehmung von sich SELBST und der Welt ist dadurch gefärbt.
Sie fühlen sich oft hoffnungslos und festgefahren. Manche spüren sogar körperlich etwas, wie Druck auf der Brust, Schulter- oder Kopfschmerzen, Appetitverlust, das Magen-Darm-System funktioniert nicht besonders gut, es bestehen physiologische und energetische Blockaden im Körper.

Das ist so vorstellbar, dass bis ins heutige Leben immer wieder die damalige Situation, also das Feststecken im Geburtsprozess, reflektiert wird – weil sie ins Unterbewusstsein verdrängt und dort scheinbar vergessen wurde.

Über das wiederholte Durchleben der Geburt (in Form einer Aufstellung, Einzelsitzung oder Körpertherapie) und damit auch des Auslösers für die Beschwerden kann es eine beachtliche Erleichterung geben.

Durch das Wiedererleben der damals angstauslösenden Situation (Stecken während der Geburt etc.) jedoch nicht wie damals alleine, sondern im Beisein des Therapeuten, kann diese Situation noch einmal neu und anders, heilend erlebt und somit auch neu abgespeichert werden.

KAISERSCHNITT

Der Kaiserschnitt ist eine der ältesten bekannten Operationsmethoden der Medizingeschichte. Angeblich wurde Julius Caesar mit solch einem Schnitt zur Welt gebracht und hat dem Eingriff seinen Namen gegeben „Sectio Cesare" – Kaiserschnitt.

Fest steht, dass die Zahl der Kaiserschnittgeburten zunimmt und immer mehr Frauen den Eingriff vornehmen lassen, obwohl er medizinisch gar nicht notwendig wäre. Was früher den Wohlhabenden vorbehalten blieb, nimmt nun in allen sozialen Schichten Einzug.
Während in den 80er Jahren noch jedes zehnte bis elfte Kind per Kaiserschnitt zur Welt kam, ist es inzwischen schon jedes vierte Kind, Tendenz steigend.

Eine Geburt verbindet Mutter und Kind. Für die Eltern, wenn der Vater auch bei der Geburt anwesend ist, wird begreifbar, woher dieser kleine Mensch plötzlich kommt.

Die Art der Geburt kann auch einen Einfluss auf die Bindung zwischen Mutter und Kind haben.

Kaiserschnitt bedeutet laut Dr. Grof nur eine andere Art von Trauma.
Dabei muss man allerdings eine geplante Sectio von einem Notfall-Kaiserschnitt unterscheiden. Wenn der Eingriff nach Stunden anstrengender Wehen gemacht wird, dann wird er vom Kind eher als letzte Rettung und Zuflucht erlebt.
Den Kaiserschnittkindern fehlt das „Sich-Durchkämpfen" durch den Geburtskanal. Trotz aller Ängste und Schmerzen, die ein Kind im Geburtskanal vielleicht erlebt, ist dieser Über-

gang vom Leben im Mutterleib zum Leben in die Welt draußen enorm wichtig. Das Kind muss sich mit der ersten Herausforderung auseinandersetzen, zum ersten Mal Stress bewältigen, es kämpft und es kommt mit einem Erfolgsgefühl: „Ich habe es geschafft!" Dieses Erfolgsgefühl am Beginn unseres Erdendaseins bedeutet eine Art optimistische Prägung bis in die tiefste Zell-Ebene und könnte lauten:

**Wenn Schwierigkeiten kommen,
dann kann ich damit umgehen.**

oder

**Ich habe es einmal geschafft,
ich werde es wieder schaffen.**

Die Erfahrung von Kampf und Erleichterung prägen sich in die Erinnerung unserer Zellen ein. Eine erfolgreiche Geburt wird von den meisten Menschen als eine Vollendung erfahren. Kaiserschnittgeborene fühlen sich oft um dieses erste Erfolgserlebnis betrogen und versuchen es auf verschiedenste Arten nachzuholen: (Neigung zu Extremsportarten, immer am Limit, immer Vollgas unterwegs, Neigung zu Workaholic etc.)

Ähnlich schwierig kann es sein, wenn am Ende einer Geburt starke Betäubungsmittel zum Einsatz kamen. Dann hat das Kind möglicherweise die Prägung erfahren, dass bei Schwierigkeiten, Schmerzen und Unwohlsein, Drogen oder Medikamente zum Einsatz kommen.

All unsere Erfahrungen im Mutterleib und vor allem in den ersten Stunden sind enorm prägende Erfahrungen, das wurde auch von der Instinktforschung belegt.

Sie stellen ein Basis-Programm für unser Leben dar:
Die Beziehung zur Mutter und die Art, wie ein Mensch seine Mitmenschen grundlegend wahrnimmt, ob und wie er auf andere Menschen zugeht, ob er ihnen generell vertraut oder misstraut, all das kann davon abhängen, welche Erfahrungen das Kind in der ersten Zeit speziell mit seiner Mutter gemacht hat.

FRUCHTWASSERUNTERSUCHUNGEN

Untersuchungen zur Fruchtwasserentnahme, der sogenannten Amniozentese, zeigen, dass die Föten darauf mit Schocksymptomen reagieren:
zuerst rast ihr Herz, dann fällt der Herzschlag und sie erstarren. Auf Videos kann man sehen, wie Babys sich gegen die eindringende Nadel wehren und sie wegdrücken. Der Uterus ist kein abgeschirmter Raum.

Die Psychotherapeutin Barbara Findeisen, Präsidentin der US-amerikanischen Gesellschaft für Prä- und Perinatale Psychologie, behandelte eine Frau, die sich vollständig aus allen sozialen Beziehungen zurückgezogen hatte und sich in ihrer Wohnung einschloss.
Es stellte sich heraus, dass ihre Eltern erfolglos versucht hatten, sie abzutreiben. Vermutlich hatte sie schon im Mutterleib den Rückzug als Überlebensstrategie gelernt und ging mit dieser Strategie weiter durch ihr Leben.

Keine Erfahrung, die im Mutterleib gemacht wurde, wird vergessen

Das Erleben des Kindes vor und während der Geburt bleibt im Hintergrunderleben des Erwachsenen erhalten. Eine mögliche Folge von jemandem, der im Mutterleib abgelehnt wurde, könnte sein:

Sich nicht wert, von allen verlassen oder überflüssig zu fühlen, so Ludwig Janus (Vorsitzender der Internationalen Studiengemeinschaft für Prä- und Perinatale Psychologie).

Was aus vorgeburtlicher Zeit nicht bewusst erinnert werden kann, erinnert der Körper. Ein späterer Reiz, ruft unbewusste Erfahrungen wach. Pränatale Erfahrungen können auch ohne den Einsatz besonderer Therapietechniken in Träumen, Ängsten, Bildern, Schmerzen oder Körperempfindungen auftauchen.

Da es der Körper Jahrzehnte später erinnert, ist es auch der Körper, der uns über den kinesiologischen Muskeltest oder die reintegrative Körpertherapie, nach Dr. Peter Bolen, Antworten auf mögliche Ursachen gibt.

Die Rückkehr zu den frühen Erfahrungen im Mutterleib kann oft langanhaltende Probleme heilen. Schützende und tragende menschliche Beziehungen sind die wichtigste Hilfe, um frühe Schäden auszugleichen, bestätigt der Hirnforscher Gerald Hüther.
Auch in diesem sensiblen Prozess rund um mögliche Geburtstraumen dürfen wir Klienten in unserer Praxis begleiten, sei es in Einzelsitzungen, Aufstellungen oder Geburtsnachstellungen, denn oftmals führt der Weg zurück, erst nach vor.

PRÄGUNGEN IN DER SCHWANGERSCHAFT UND MÖGLICHE AUSWIRKUNGEN AUF DAS GLAUBENSPROGRAMM DES KINDES

Die Schwangerschaft wird entdeckt und mit Freude reagiert:

Ich bin willkommen.
Ich werde geliebt.
Die Welt wartet auf mich.
Ich bin erwünscht.
Ich bin eine Bereicherung für mein Umfeld.
Ich habe das Recht glücklich zu sein.
Ich bin wertvoll.
Menschen freuen sich auf mich.
Ich habe Unterstützung.
Ich kann alles schaffen.
Ich bringe Freude in die Welt.
Ich bin liebenswert.

Die Schwangerschaft wird entdeckt und mit Ablehnung reagiert:

Ich dränge mich auf.
Keiner will mich.
Es ist besser, mich unsichtbar zu machen.
Ich bin eine seelische oder finanzielle Belastung für mein Umfeld.
Ohne mich wären alle besser dran.
Würde es mich nicht geben, …
Durch mich ist die Mama an den Papa gebunden.

Sobald Kinder kommen, ist das Leben für die Mutter gelaufen.
Ich bin nicht liebenswert.
Ich bin eine Belastung.
Ich bin schuld, wenn es anderen schlecht geht.
Ich habe das Leben anderer zerstört.
Ständiges schlechtes Gewissen.

Eine Entscheidung gegen einen Schwangerschaftsabbruch muss nicht automatisch eine Entscheidung für das erwartende Kind sein.

ERFAHRUNGEN RUND UM DIE GEBURT UND MÖGLICHE AUSWIRKUNGEN

Die Geburt ist die erste Aufgabe, die wir Menschen auf dieser Welt zu meistern haben. Ich durfte immer wieder Parallelen erkennen, zwischen der Art der Geburt und der Art, wie Menschen mit Veränderungen oder neuen Aufgaben in ihrem späteren Leben umgehen.
Der Mensch, der eine leichte Geburt erfahren hat, wird auch neuen Aufgaben, Veränderungen eher entspannt und offen gegenüberstehen.

War der Start ins Leben mit Komplikationen verbunden, stressbesetzt und vielleicht sogar lebensbedrohlich, so wird dieser Mensch möglicherweise Veränderungen meiden und alles daran setzen, dass immer alles so bleibt wie es ist.

Die Prägung dahinter: Dieser Mensch hat erfahren, ich bin neun Monate im Bauch der Mutter, es ist warm, es ist vertraut, ich werde versorgt, hier bin ich sicher. In dem Moment, in dem er diese vertraute Umgebung verlässt und sich auf die Reise nach Draußen begibt (=Veränderung) und dabei Enge, Angst, Komplikationen erfährt und Erfahrungen macht wie z. B. die Nabelschnur um den Hals, oder dass die Herztöne abfallen, prägen derartige Erlebnisse, Erfahrungen sein Unbewusstes.

Möglicherweise verbindet dieser Mensch damit einen Glaubenssatz wie:

> „Es ist besser ein Dach über den Kopf zu haben,
> als etwas zu riskieren"

weil er damals erlebte, Veränderung kann tödlich sein oder

> „Besser ich bleibe in der Beziehung/im Job etc.
> denn es kommt nichts Besseres nach."

So hat er es bereits bei der Geburt erlebt. Dieser Mensch möchte vielleicht von seinem Innersten her, ausbrechen, auswandern, Entdeckungen machen, das wünscht sich sein Herz. Seine Körpererinnerung jedoch bremst ihn und sagt ihm – es wäre damals fast schief gegangen, wir hätten das fast nicht überlebt! Also genieße was du hast und bleib wo du bist, verändere Dich ja nicht.

Mit dieser Haltung wird er auch Veränderungen und neuen Situationen in seinem Leben begegnen.

NABELSCHNURUMSCHLINGUNG

Es wurde eng, die Nabelschnur zog sich mit jeder Bewegung enger um den Hals und es kam zu Atemnot. Jahre, Jahrzehnte später noch, können solche Menschen unangenehm bis panikartig reagieren, wenn sie z. B. den letzten Knopf des Hemdes oder der Bluse zumachen und es eng am Hals wird. Das Tragen von Rollkragenpullover, Krawatten, engen Schals wird vermieden.

Die Enge ist nicht auszuhalten und löst beängstigende Gefühle aus. Es werden Auslösereize aktiviert und das alte, damals erlebte Gefühl von Angst und Atemnot kommt wieder an die Oberfläche.

ZANGENGEBURT – STECKENBLEIBEN

Den ersten Schritt ins Leben mittels Zangengeburt erlebt zu haben ist vermutlich nicht gerade einfach. Aus medizinischer und rationeller Sicht gesehen ist es ein lebensnotwendiger und oft lebensrettender Einsatz, der wichtig war, um das Überleben des Neugeborenen zu sichern. Es muss auch nicht jede Zangengeburt ein Trauma hinterlassen. Mir ist es wichtig, aufzuzeigen, dass derartige Erfahrungen bei den Betroffenen oft bleibende „Eindrücke" hinterlassen, die sich auf das spätere Leben auswirken können.

Diese Erkenntnis habe ich aus den Sitzungen mit Klienten gewonnen, bei denen ein solches oder ähnliches Ereignis Auslöser für spätere psychische oder physische Reaktionen war.

Bei Menschen, die mittels Zangengeburt geholt wurden, zeigte sich in Relation zu Spontangeborenen ein überdurchschnittlich großer Anteil, der bei den Themen Kopfbedeckung und Kopfberührung mit Stress reagierte.

Sei es, dass diese Menschen vermehrt dazu neigten, eine Kopfbedeckung vorzuziehen, als Schutz für die damals, durch die Kälte der Zange betroffene Kopfpartie, oder genau das Gegenteil, dass diese Menschen es vehement vermieden. Berührungen am Kopf machten einige dieser Personen unsicher oder gar aggressiv, auch das Tragen eines Helmes oder Kopfhörer, war für sie unangenehm. Bei Menschen, die immer wieder über Kopfschmerzen klagen, könnte eine Zangengeburt ein möglicher Auslöser sein.

Der rote Faden, der sich bei solchen Menschen durchzieht, könnte sein:

„Es kann nichts leicht gehen."

oder

„Das Leben ist ein ständiger Kampf."

All das sind Erfahrungswerte, die keinen Anspruch auf Vollständigkeit erheben.

ZUSAMMENHANG HAUSÜBUNG UND GEBURT

Wie bereits erwähnt, kann es aufgrund verschiedenster Ursachen zu bestimmten Wirkungen kommen, muss es aber nicht. Ich habe in meiner Arbeit mit Kindern beobachtet, dass es oftmals einen Zusammenhang gab, zwischen der jeweiligen Geburt und der Art und Weise wie jemand an Aufgaben (als Kind HÜ) heranging.
Kinder, die ihre erste Aufgabe im Leben, die Geburt, schnell erledigt hatten, taten das ebenso bei ihren Hausübungen. Als Jugendliche gingen sie ebenfalls mit einer positiveren, motivierteren Einstellung an Veränderungen heran, als jene Kinder die schon früh im Leben „Startschwierigkeiten" hatten.
Eine Mutter berichtete, dass jede Hausübung bei ihrem Sohn sprichwörtlich zur „Schwerstgeburt" wird.

Der Sohn kommt nach Hause:
- Er will nicht beginnen mit der Hausübung.
- Die Mutter motiviert ihn.
- Eine Zeitlang geht es gut voran.
- Dann geht nichts mehr weiter, der Sohn kann nicht mehr und gibt auf.
- Der Vater kommt nach Hause, löst die überforderte Mutter ab. Mit Hilfe und Unterstützung des Vaters kommt es schließlich doch noch zur Vollendung der Hausübung.

Die Parallelen zur Geburt ihres Sohnes, also seiner ersten Aufgabe:
- Er wollte nicht (mit der Geburt beginnen).
- Der Arzt motivierte ihn mit wehenfördernden Mitteln.
- Eine Zeitlang ging das gut

- Dann ging nichts mehr weiter, das Kind steckte, konnte nicht mehr. Die Herztöne fielen ab.
- Der Arzt kam und löste die Hebamme ab. Mit seiner Hilfe und Unterstützung wurde das Kind herausgepresst und die Geburt vollendet.

DER MYSTERIÖSE AUSSCHLAG

Elisabeth, 40 Jahre, kam mit ihrem siebenjährigen Sohn Florian zu mir. Sie war eine bodenständige Landwirtin, die nichts so schnell aus der Ruhe bringen konnte, eine sehr extrovertierte Person. Ihr Sohn Florian hingegen, wirkte sehr sensibel und introvertiert, fast schon scheu.

Elisabeth hatte einen festen Händedruck und meinte bereits bei der Begrüßung:

K: Ich weiß nicht, was Sie machen. Sie wurden mir von meiner Kinderärztin empfohlen und auf die halte ich große Stücke.

Ich erklärte Florian und seiner Mutter in kurzen Worten den Ablauf einer kinesiologischen Sitzung und fragte sie nach ihrem Anliegen.

K: Es geht um Florians Ausschlag, ein wie ich immer sage mysteriöser Ausschlag.

C: Inwiefern mysteriös?

K: Der Ausschlag ist eine Woche da, eine Woche weg. Kaum mache ich einen Termin bei der Kinderärztin aus, ist der Aus-

schlag auch schon wieder weg. Wir haben es schon beobachtet, sind aber noch nicht dahinter gekommen woran es liegt.
Florian isst immer das Gleiche und unsere Ärztin konnte auch keinerlei Unverträglichkeiten bei Florian feststellen.

Ich arbeitete direkt mit Florian. Wir speicherten den Ausschlag ein und zu unser aller Erstaunen reagierte Florians Körper auf diese Einspeicherung stressfrei. Nun kann es vorkommen, dass der Klient, egal ob Erwachsener oder Kind, mit seiner Aufmerksamkeit während der Einspeicherung gedanklich abschweift und somit der Stress in dem Moment der Einspeicherung, nicht erfasst werden konnte. Also wiederholte ich den Vorgang.

Ich bat Florian den Ausschlag sowohl im Außen zu berühren, als auch innerlich an den Ausschlag zu denken und mir durch Kopfnicken ein Zeichen zu geben, dass ich dieses Symptom und die damit verbundenen Gefühle einspeichern kann. Florians Körper reagierte wiederum stressfrei. Dieser Ausschlag bereitete ihm sichtlich keinen Stress.
Ähnlich der Situation des kleinen Paulis mit dem Bettnässen, schlug ich nun vor, nicht mit dem IST-Zustand (Ausschlag), sondern dem WUNSCH-Zustand (kein Ausschlag) zu arbeiten. Gesagt, getan.

Auf die Vorstellung von Florian, dass der Ausschlag weg wäre, reagierte sein Körper mit Stress.

Es testete das HERZ – mit den Gefühlen **Mangel an Zuwendung und Nähe.**

Als ich die Gefühle laut aussprach, zog die Mutter ihre Augenbrauen fragend hoch und runzelte die Stirn.

Florian war berührt.

C: Was berührt Dich jetzt Florian?
Der kleine Mann wischte sich stillschweigend seine Tränen weg. Seine Mutter schaute beunruhigt in seine Richtung.

Florian: Ich will aber nicht, dass der Ausschlag weg ist.

C: Wie meinst Du das?

Florian erwiderte nichts, schien aber einen guten Grund zu haben, den Ausschlag nicht loslassen zu wollen.

C: Was Florian, ist anders, wenn der Ausschlag da ist?

STILLE

„Das würde ich auch gerne wissen, Flo", warf die Mutter mit fordernder Stimme ein.

Der kleine Mann atmete tief durch, schaute zu mir, dann zu seiner resoluten Mutter und meinte:

K: Also wenn der Ausschlag da ist (seine Augen begannen zu leuchten), dann klettert die Mama im Hochbett zu mir hinauf und streichelt mich immer.

Mit Mamas Geduld war es spätestens jetzt vorbei.
Sie fiel Florian ins Wort und sagte: „Was redest Du denn da, Florian, ich streichle Dich?"
Florian mit Tränen in den Augen: „Ja, immer wenn ich den Ausschlag habe, dann kommst Du zu mir und streichelst mich."

Die Mutter wurde lauter und meinte: „Was erzählst Du denn da? Wenn Du den Ausschlag hast, dann schmiere ich Dir doch nur die Salbe 'rauf ...

Spätestens jetzt hatte auch Elisabeth das Thema dahinter erkannt und die robuste Bäuerin hatte nun selbst wässrige Augen.

C: Genau das ist es, was sich Florian über den Ausschlag von Ihnen geholt hat. Wenn der Ausschlag da war, dann waren Sie mit Ihrer Zuwendung ganz bei ihm. Sie kamen extra zu ihm ins Hochbett hinauf und „streichelten" ihn, wie er es empfand, wenn sie ihn berührten, während Sie ihm die Salbe auftrugen. Davon zehrte er eine Woche lang und dann war der Ausschlag auch wieder weg.
Aber dann vermisste er das, er vermisste Ihre Nähe, Ihre Berührungen und Streicheleinheiten. So produzierte Florians Körper wieder den Ausschlag, um das zu bekommen, wonach er sich so sehr sehnte und nicht direkt verlangen traute.

Die resolute Dame war plötzlich ganz ruhig und meinte: „Ich hatte nicht das Gefühl, Florian zu vernachlässigen."

C: Das hat nichts mit vernachlässigen zu tun. Jedes Kind ist anders, jede Mutter ist anders. Ein Kind braucht mehr Nähe und Zuwendung, ein anderes Kind braucht weniger. Das eine Kind fordert es offen ein, das andere Kind holt es sich über Umwege. Der mysteriöse Ausschlag hat etwas aufgezeigt und ich habe auch schon ein Mittelchen für Euch.

C: Florian, ich gebe Dir jetzt diese goldene Schachtel mit, da befindet sich eine Zaubercreme (die Schachtel war sichtbar leer) und mit dieser Zaubercreme …
Florian unterbrach mich freudestrahlend: „Mit der Zaubercreme schmiert mich die Mama jetzt immer ein."
C: Genau. Das Tolle an dieser Zaubercreme, ist, dass sie niemals leer wird, sie füllt sich von selbst immer wieder und soll jeden Tag aufgetragen werden, egal ob ein Ausschlag da ist oder nicht.

Florian strahlte über das ganze Gesicht.

Florians Mutter war sichtlich erleichtert und auch Florians Haut hatte sich in den nächsten Wochen zusehends verbessert, bis der Ausschlag nach einigen Wochen schließlich ganz ausblieb. Und wer weiß, vielleicht schmieren sie noch heute …

WIE EIN GETRIEBENER – IMMER AUF DER SUCHE

Roland, 55-jähriger Rechtsanwalt, kam auf Empfehlung einer lieben Freundin zu mir. Sein Anliegen brachte er klar und rasch auf den Punkt.

K: Ich bin ein Getriebener.
C: Ein Getriebener?
K: Ja, es ist nie genug. Zuerst hatte ich Jus studiert, dann im Controlling gearbeitet, aber irgendetwas fehlte mir immer.
Ein Freund von mir ist Arzt und mich faszinierte seine Arbeit, also begann ich Medizin zu studieren. Ich habe auch promoviert und eine Zeit lang kehrte Ruhe ein. Ich genoss die Arbeit mit den Patienten und glaubte, nun endlich angekommen zu sein, doch weit gefehlt!

Da war sie wieder, diese Unruhe, diese innere Hast, diese ständige Suche.

Ein Freund von mir begann Marathon zu laufen und so versuchte ich hier meine Erfüllung zu finden.
Eine Zeit lang ging auch das gut und ich trainierte wie ein Besessener. Immer nach den Runs hatte ich kurzfristig diese Glücksgefühle, aber auch die waren nicht von Dauer.

Ich bin 55 Jahre und ich fühle mich noch immer wie ein Suchender, ein Pubertierender, der noch immer nicht weiß, wo er eigentlich hin will.

C: Roland, wenn Sie es mit einem Satz beschreiben würden, was ist Ihr Wunsch? Was soll anders sein, wenn Sie heute hier hinausausgehen?

K: Ich möchte endlich zur Ruhe kommen und mir selbst genügen, ohne ständig rastlos auf der Suche zu sein.

Bei Roland testeten GEHIRN und LUNGE mit den Gefühlen **orientierungslos, Sehnsucht und minderwertig.**

C: Was verbinden Sie mit diesen Gefühlen?

K: Orientierungslos, Sehnsucht und minderwertig, das bringt mein Leben genau auf den Punkt. **Orientierungslos,** weil ich immer auf der Suche bin und das Gefühl habe, dass etwas fehlt, mir die Orientierung fehlt, wohin es wirklich geht. **Sehnsucht** eben hin zu dem, was mir fehlt, damit ich endlich ankommen kann und **minderwertig,** weil mir all die Studien oder sportlichen Erfolge nicht das Gefühl geben, vollwertig zu sein. Ich habe trotzdem immer das Gefühl, dass etwas fehlt. Es ist nie genug. ICH genüge irgendwie nie, egal wieviel ich geleistet oder erreicht habe.

Es zeigte sich, dass es Rolands **eigene Gefühle** waren und dass sie erstmals in der Schwangerschaft, genauer gesagt im **ersten Schwangerschaftsdrittel** entstanden sind.

K: Bewusst kann ich mich nicht erinnern, aber als ich das erste Schwangerschaftsdrittel gehört habe, hat es mir einen Stich gegeben und zwar in der Nähe meines Steißbeins und irgendwie habe ich jetzt ein mulmiges Gefühl.

Ich ermunterte Roland mich jederzeit zu unterbrechen, falls ihm doch etwas einfällt oder spontan hochkommt. Als Entstehungszeitpunkt testete der dritte Schwangerschaftsmonat.
Das ist oft der kritische Zeitpunkt, wo sich zeigt, ob das Baby bleibt oder nicht.

Roland unterbrach mich.

K: Meine Mutter sagte, dass sie von Anfang an die Schwangerschaft gut spürte, noch bevor sie der Arzt festgestellt hatte und als sie dann am Ende des dritten Schwangerschaftsmonates war, bekam sie plötzlich Blutungen und hatte Angst, dass sie mich verliert.

Kaum hatte Roland das ausgesprochen, liefen ihm Tränen über die Wangen und er verstand es momentan SELBST nicht, warum ihn das so berührte. Auf meine Frage hin, ob Roland im Bauch der Mama vielleicht nicht alleine war, begann er plötzlich laut aufzuschluchzen.

Es zeigte sich, dass Roland ein sogenannter „alleingeborener Zwilling" war.
Ende des dritten Schwangerschaftsmonates, der Zeitpunkt, als die Mutter die Blutungen bekam, verabschiedete sich der angelegte Zwilling und da spürte der ganz kleine Roland erstmals die Gefühle
orientierungslos – wohin geht dieser (andere) Teil von mir?
Sehnsucht – ich sehne mich nach diesem verloren gegangenen Teil von mir.
minderwertig – wie Roland es eingangs erwähnt hatte, immer das Gefühl zu haben, unvollständig zu sein, dass etwas fehlt.

Es war sehr berührend, als Roland, dieser kräftige, muskulöse Mann, in diesem Moment förmlich zusammenbrach. Sein ganzer Schmerz über diesen Verlust schien abrupt in ihm hochzukommen. Er drehte sich in Seitenlage und kauerte sich ähnlich der Embryonalstellung zusammen.

C: Roland, lassen Sie all Ihren Schmerz, den Sie fast 60 Jahre unbewusst gespürt haben, jetzt zu. Sooft haben Sie an sich gezweifelt, sich in Frage gestellt, warum Sie nicht einfach zur Ruhe kommen können, immer wieder waren Sie auf der Suche, im Endeffekt haben Sie nur Ihren verlorenen Zwilling gesucht.

Roland schien von seinen Emotionen dermaßen überrollt zu werden, dass er um eine kurze Pause bat, in der er sich wieder sammelte, ein Glas Wasser trank, um wieder zu sich zu kommen.

K: Wow, ich habe schon viel erlebt, aber das übertrifft alles! Ich brauche noch ein wenig Zeit, ich kenne mich gerade gar nicht aus.

C: Wenn wir Zeit unseres Lebens so intensive Gefühle wie Minderwert und Rastlosigkeit fühlen, für die wir aber von der Ratio, unserem Verstand, keinen plausiblen Grund finden können, dann zweifeln wir. Wir zweifeln an uns und an unseren Gefühlen.

Wenn dann dieser Moment kommt, wo wir das fehlende Puzzlestück finden, sprich zu jenem Ausgangspunkt zurück kommen, wo all diese Fragezeichen, dieses vermeintliche Chaos entstanden ist und dieser bisherige Unsinn plötzlich Sinn macht, dann erleben wir eine Berg- und Talfahrt der Gefühle. Hin- und hergerissen, zwischen den Gedanken:

„Ich wusste es."

Und

„Warum habe ich nur immer wieder an mir und meinen Gefühlen gezweifelt?"

Nachdem Roland nun wieder, wie er es nannte, Boden unter den Füßen hatte, bat ich ihn, seine Augen zu schließen und einige Male tief ein- und auszuatmen.

C: Wenn Sie so weit sind Roland, dann stellen Sie sich bitte mit geschlossenen Augen vis-à-vis von Ihnen Ihren Zwilling vor. Ganz egal in welcher Form oder Gestalt, ob als Mensch, Skulptur oder Symbol. Sie werden ihn genauso wahrnehmen, wie es für Sie und Ihr inneres Bild passt.

Roland strahlte über das ganze Gesicht und rief aufgeregt:

„Ich sehe ihn! Er schaut mir sehr ähnlich, es ist ein Bruder, ein Zwillingsbruder, mein Gott, tut das gut! Ich könnte schon wieder losheulen, aber dieses Mal vor lauter Freude."

C: Roland, ich sage Ihnen einige Sätze vor, die Sie bitte wiederholen:

Du bist mein Zwillingsbruder. Mein Herz sieht Dich schon lange und es tut so gut, Dich nun endlich bei mir zu haben. Ich habe Dich von Anfang an gespürt und auch unsere Verbundenheit zueinander. Als Du dann plötzlich weg warst, war das ganz schlimm für mich und ich konnte nichts dagegen tun.
Ich habe aber nie aufgehört Dich zu suchen.
Ständig war ich im Außen auf der Suche, um endlich zur Ruhe kommen zu können, endlich anzukommen. Zuerst habe ich Jus studiert und danach Medizin. Dann habe ich mich in den Leistungssport gestürzt, aber die Erfüllung hielt nie lange an, weil ich in Wirklichkeit immer nur Dich gesucht habe. Dich, meinen Zwillingsbruder.
Endlich habe ich Dich gefunden, Dich kann nichts und niemand ersetzen.

Roland nahm einige tiefe, sichtlich befreiende Atemzüge und stimmte nickend zu, während er die Worte wiederholte.

K: Kann ich ihm auch einen Namen geben?
C: Natürlich, welchen Namen würden Sie ihm denn geben?
K: Ronald! Ich wollte immer Ronald heißen, statt Roland und das witzige ist, dass es die gleichen Buchstaben sind wie in meinem Namen.

C: Gute Idee. Sagen Sie zu Ihrem Zwillingsbruder:
Ich bin der Roland und Du bist der Ronald. Endlich habe ich Dich gefunden, so lange habe ich nach Dir gesucht, fast 60 Jahre lang. Jetzt gebe ich Dich nicht mehr her. Ich nehme Dich mit in mein Leben, ab heute, hier und jetzt bist Du an meiner Seite und ich kann endlich zur Ruhe kommen.

C: Nach diesem heftigen Prozess möchte ich mit Ihnen nichts mehr analysieren oder zerren. Ich habe nur eine kurze Bitte: Wenn Sie mit dieser neuen Erkenntnis innerlich zu Ihrem Ronald hin spüren, wie fühlt es sich jetzt für Sie an?

K: Warm, verbunden, kraftvoll und ruhig, sehr friedlich, endlich angekommen, wie Heimkommen.

C: Wow, so viele Wahrnehmungen. Lassen Sie diese Gefühle der Wärme, der Verbundenheit, der Kraft und Ruhe und besonders des Angekommenseins mit jedem Atemzug in jede Zelle Ihres Körpers fließen, dass sie dieses Heimkommen in jeder Zelle spüren können.

K: Jetzt bin ich richtig aufgetankt!

Nach einigen Wochen erhielt ich folgendes E-Mail:

Liebe Susanne Berger,

so alt musste ich also werden, dass ich nun endlich zur Ruhe kommen konnte. So vieles ist mir bewusstgeworden, warum mich keine Partnerin halten konnte, ich nie eine eigene Familie hatte, weil ich immer so getrieben und ruhelos war. Aber ich will nicht mehr zurückblicken auf die Vergangenheit, sondern nach vorne schauen.
Es hatte wohl auch seine Ironie, dass ich sozusagen für zwei studiert habe. Ein Studium für mich und eines für meinen Zwilling. Was mir noch einfiel, dass ich meine Lieblingspullis oder Lieblingshosen auch immer doppelt gekauft habe. Ich habe sehr gut verdient, weil ich auch immer sprichwörtlich für zwei gearbeitet habe und nun darf ich das alles endlich genießen, doppelt so intensiv.

In Dankbarkeit verbunden,
Roland und Ronald
R&R

Meine Sichtweise

Verantwortung ist die eine Seite der Medaille

und Freiheit die andere.

Du kannst nur beides zusammen haben,

oder Du kannst beides vergessen.

Wenn Du keine Verantwortung willst,

kannst Du auch keine Freiheit haben.

Aber ohne Freiheit gibt es kein Wachstum.

Du kannst ein glückliches Leben haben,

aber es gibt nicht zwei Wege dorthin,

sondern nur einen einzigen.

Sei einfach Du SELBST – was immer du auch bist.

Osho

DER VERLORENE ZWILLING

Wenn es sich um eine Zwillingsschwangerschaft handelt, in der nur eines der beiden Kinder überlebt und letztendlich geboren wird, erleben diese alleingeborenen Zwillinge dies auf unterschiedlichste Art und Weise. Sie reagieren auch ganz verschieden darauf.

Die Zwillingsthematik kommt öfter vor, ohne, dass die Mutter etwas von dem Abgang bemerkt. Sie kann sich in verschiedensten Bereichen widerspiegeln.

Im Wort SUCHT – finden wir auch die SUCHe. Das möglicherweise ständige Suchen,
– nach dem perfekten Partner

- dem unerreichbaren Märchenprinzen
- die Arbeitssucht
- die Sucht nach Süßigkeiten
- die Harmoniesucht
- die Sucht nach Perfektion, es ist nie genug – ständig fehlt etwas, damit es perfekt ist
- die Sucht mit dem Gegenüber zu verschmelzen, um die Leere, die der abgegangene Zwilling hinterlassen hat, nicht spüren zu müssen
- Immer wieder gibt es etwas zu tun, um ja nicht zur Ruhe zu kommen, ständige Ruhelosigkeit
- Gefühl des Minderwerts, sich nicht vollwertig fühlen
- Angst, Gegenstände zu verlieren
- Angst vor dem Verlust des Partners, Eifersucht
- Klammern, verschmelzen mit dem Partner
- Kontrollzwang (ob alles passt, aber auch Kontrolle über den Partner)
- Trennungsangst, die Angst verlassen zu werden
- Sammler, Messies

Das sich Trennen von alten, gewohnten Sachen, die vielleicht noch gebraucht werden könnten, würde das Urtrauma auslösen, dass etwas fehlt, dass man auf etwas nicht mehr zurückgreifen kann, was einmal abhanden gekommen ist. Diesen Menschen fällt es auch schwer etwas zu verleihen, aus Angst, dass sie es nicht mehr zurück bekommen. Sie sehen Gegenstände als einen Teil von sich selbst und können sehr wütend reagieren, wenn man ihnen etwas wegnimmt, bzw. nicht mehr zurückgibt oder gar beschädigt.

Das Schwierige an der Zwillingsgeschichte ist, dass sie so tief im Unbewussten schlummert. Alle Probleme, die wir bewusst erlebt haben, können wir aufarbeiten. Der Verlust des Zwillings stammt jedoch aus der embryonalen Zeit.

Laut embryologischer Forschungen führen ungefähr 30 Prozent aller Zeugungen am Anfang zu Zwillings- oder Mehrfachbefruchtungen. Das würde von zehn Personen rund drei Personen betreffen.
Die Amerikanerin Elizabeth Noble, eine führende Kapazität auf dem Gebiet der vorgeburtlichen Psychologie, geht in ihrem Buch „Having Twins" davon aus, dass der Anteil noch höher liegt.

Bei Ultraschalluntersuchungen wird oft nichts von einem Abgang bemerkt, weil dieser Verlust meistens vor dem ersten Ultraschall geschehen ist.
Wie äußert sich das?
Es kann durch eine Schmierblutung erfolgen oder indem der Fötus von der Plazenta, dem Mutterkuchen, aufgenommen wird. Nach der operativen Entfernung von Zysten, Dermoiden oder anderen Verwachsungen wird bei mikroskopischen Untersuchungen oft embryonales Gewebe, wie Zähne, Haare, Knochen- und Knorpelgewebe gefunden. (Umgangssprachlich: „Es wurde ein Zwilling entfernt." Sehr oft im Bereich des Steißbeins.)

BRIEF – ZWILLING

Liebe Frau Berger!
Wissen Sie, wie selig ich bin, seit ich bei Ihnen meine Zwillingsschwester gefunden habe? Ich habe sie Tina genannt. Auch das empfohlene Buch über die Zwillingsthematik habe ich verschlungen und mich in vielen Passagen wiedergefunden. Ich habe mir einen weichen, kuscheligen Polster gekauft (symbolisch für meine Tina) und mit dem liege ich oft auf

der Wohnzimmercouch und manchmal habe ihn auch beim Schlafen mit.
Mein Mann, der sich immer beschwert hat, dass ich oft wie eine Klette an ihm hänge, dürfte die Veränderung auch bemerkt haben, weil er seit einiger Zeit wieder auf mich zukommt. Ich kann ihn jetzt als meinen Mann sehen und er muss nicht mehr als „Ersatz" herhalten.

Was mir auch noch aufgefallen ist: Ich fand unseren Nachbarn immer schon etwas schrullig, er ist recht knausrig, gibt nichts her und hat immer Angst, dass er zu kurz kommt bzw. dass man ihm etwas wegnimmt. Wenn seine Himbeeren über den Zaun zu uns hängen, fürchtet er schon, dass er bestohlen wird. Er ist auch eine Art Messie, sammelt und hortet alles.
Ich kann mich irren, aber nachdem ich mich mit der Zwillingsthematik nun näher beschäftigt habe, würde ich wetten, dass er auch so einer ist, ein alleingeborener Zwilling.
Wie dem auch sei, ich kann ihn jetzt einfach anders sehen. Mit dieser Möglichkeit im Hinterkopf, dass seine Art nichts mit uns zu tun hat, sondern es sein Thema ist, das ihm nicht bewusst ist, geht es mir viel besser im Umgang mit ihm.

Wie spannend doch das Leben ist.
Vielen Dank für all die Erkenntnisse.

Ganz liebe Grüße MarTINA

JULIA UND DER SEITENSPRUNG IHRES MANNES

C: Was führt Sie zu mir?
K: Also ich möchte vorweg sagen, dass ich normalerweise jemand bin, der mit beiden Beinen im Leben steht, mich wirft so schnell nichts aus der Bahn!

C: Was war es dann, dass Sie nun doch aus der Bahn geworfen hat?

K: Mein Mann hatte einen Seitensprung und ich erfuhr davon durch einen anonymen Anruf. Ich bin dabei fast gestorben. Das ging von einer Sekunde auf die andere.
Es hat mir den Boden unter den Füßen weggezogen, ich hatte keinen Halt mehr. Ich war völlig verzweifelt und fiel ins Bodenlose. Es fühlte sich wie Sterben an, als ob mich jemand in Stücke reißt.

Ich wurde so hysterisch, dass ich sofort bereit war ihm zu verzeihen. Ich wollte sogar darüber hinwegsehen. Ich habe mich aufgeführt, das können Sie sich nicht vorstellen. Meinen Mann habe ich nicht etwa zur Rede gestellt, sondern ihn angefleht, dass er ja bei mir bleiben soll, dass ich bereit bin alles zu tun, was er von mir verlangt. Er soll nur bitte, bitte ja nicht gehen und mich alleine zurücklassen.

Sie blickte ratlos vor sich auf den Boden und schüttelte immer wieder den Kopf, weil dieses Verhalten ihr selbst Rätsel aufgab.

K: Sie machen doch Kinesiologie und ich möchte gerne herausfinden, was da abgelaufen ist, warum ich in ein dermaßen großes Loch gefallen bin und derartig ungewöhnlich reagiert habe.

C: Und wenn Sie es herausgefunden haben?
K. Na ja, ich will es verstehen können.
C: Was wollen Sie verstehen?
K: Warum ich mich so armselig aufgeführt habe. Das passt überhaupt nicht zu mir, ich kann es selbst nicht einordnen. Ich weiß, dass ich ein Kopfmensch bin und alles verstehen muss oder will, aber ich hätte nie im Leben damit gerechnet, dass ich so zusammenbreche.

Niemals hätte ich gedacht, dass ich in so einen Ausnahmezustand verfalle, wie so ein armes Weibchen. Das hat mich noch mehr schockiert als die Tatsache, dass mein Mann mich betrogen hat.
Ich stand völlig neben mir, ich dachte sogar an Selbstmord bei dem Gedanken, dass er mich verlässt. Ich wollte nicht mehr leben, falls er wirklich gehen sollte und verfiel in eine Hysterie, die man nicht einmal nachspielen könnte.

Mein Mann war sichtlich geschockt von meinem Verhalten, weil ich bis jetzt immer die Dominantere in unserer Beziehung war.

Wahrscheinlich wurde er deshalb schwach bei diesem Weibchen, egal, das ist eine andere Geschichte. Ich weiß, dass es ihm eine Lehre war und es war auch nur ein „One-Night-Stand" den er sofort wieder beendet hatte. Wir haben uns entschlossen, eine Paartherapie zu machen, vor allem, um zu schauen, wer welchen Anteil daran hat, dass wir uns so auseinander gelebt hatten. Es läuft wieder alles in die richtige Richtung oder zumindest habe ich diesbezüglich ein gutes Gefühl.

Ich bin mir sicher, dass ich ebenso nicht ganz unschuldig daran war, denn die Arbeit stand bei mir immer an erster Stelle und ich war nicht wirklich verfügbar für meinen Mann. Dennoch – es lässt mich nicht los, was da in mir ablief und dem möchte ich gerne bei Ihnen auf den Grund gehen.

Ich schlug Julia vor, mit dem Gefühl zu arbeiten, als sie von dem Seitensprung ihres Mannes erfuhr.

Über das kinesiologische Testverfahren zeigten sich gleich drei Organe und darin folgende Gefühle:

Schock
isoliert
abgetrennt
Abschied
ohnmächtig

Diese Gefühle bestätigte die Klientin, als genau diese vernichtende Mischung, die damals in ihr hochkam, als sie diese Nachricht erfuhr.
Ich bat Julia, die Augen zu schließen und jedes dieser Gefühle in kurzen Worten zu erörtern.

Schock – Ich stand unter Schock, als ich von dem Seitensprung erfuhr.
isoliert – Ich war plötzlich isoliert von meinem Mann, unser WIR war plötzlich nur mehr ein ICH.
abgetrennt – Ich fühlte mich abgetrennt als hätte man meine Verbindung zu ihm durchtrennt.
Abschied – Es fühlte sich an, als ob es ein Abschied für immer von meinem Mann sei.
ohnmächtig – Ich dachte, ich falle ins Bodenlose und habe keinen Halt mehr.

Die Klientin bemerkte, dass sie all diese Gefühle an ihre Oma erinnern. Ihre Oma, bei der sie aufwuchs und die ihr so wichtig war.

K: Die Oma hatte mich von einem Moment auf den anderen verlassen als ich 15 Jahre alt war. Ich ging in der Früh in die Schule und als ich nach Hause kam, hieß es, die Oma ist zu Mittag beim Kochen tot umgefallen. Das war ganz schlimm. Ein Gefühl wie jetzt bei meinem Mann. Ich dachte auch, dass ich ohne meine Omi nicht mehr weiterleben könnte.

Über den Muskeltest zeigte sich, dass die Information über den Verlust der Omi wohl wichtig war, der ursprüngliche Auslösereiz für diese Thematik lag jedoch noch weiter zurück. Es testete die **11. Schwangerschaftswoche**.

Die Klientin war überrascht. Gleichzeitig begann ihr Körper zu zucken und Tränen liefen leise über ihr Gesicht.

K: Ich kann nicht zuordnen, warum ich gerade so unendlich traurig bin.

C: Wissen Sie etwas über den Verlauf Ihrer Schwangerschaft?

Zuerst verneinte die Klientin durch Kopfschütteln, im nächsten Moment verbarg sie ihr Gesicht hinter ihren Händen und schluchzte:

„Mir fällt gerade mein Alptraum ein, der mich mein ganzes Leben begleitet. Ich habe ein Geschwisterchen, ein Mädchen, das mir im Traum abhandenkommt. Immer wieder hatte ich diesen Traum. Wir standen Hand in Hand an einem See und es entglitt mir plötzlich und ertrank vor meinen Augen. Ich musste zusehen und konnte nichts dagegen tun."

C: Es kann sein, dass Sie als Zwilling angelegt waren.

Die Klientin war tief betroffen: „Ich habe mir so sehr eine Zwillingsschwester gewünscht, mein ganzes Leben lang. Oh mein Gott, mir wurde ja tatsächlich ein „Zwilling" entfernt! Ein Geschwulst hat sich auf meinem Steißbein gebildet und sich entzündet. Es wurde dann operativ entfernt.
Ich war auch nach der Operation total rührselig. Statt dass ich mich befreit gefühlt hätte von dem Fremdkörper, hatte ich Verlustgefühle. Aber das kannst Du ja niemandem sagen, die halten Dich für verrückt. Unglaublich, das macht jetzt alles Sinn."

Im Beispiel von Julia handelte es sich um eine weitere Zwillingsgeschichte.

Julia war mit ihrer Omi tief verbunden und als diese völlig unerwartet verstarb, erlebte sie die gleiche Situation wie damals im Mutterleib als der Zwilling plötzlich weg war.
Manche Zwillinge klammern in Beziehungen und verschmelzen mit dem Partner. Julia hingegen war die dominantere in der Beziehung und ihr Mann war ein sehr gutmütiger, häuslicher Mensch auf den immer Verlass war.
Ein Casanova oder Frauenheld, meinte Julia, wäre für sie nie in Frage gekommen.

K: Weil, … weil … ich mir bei meinem Mann **immer sicher sein konnte**. Dieses Sicherheitsgefühl war mir ganz wichtig. Jetzt verstehe ich auch warum …
Meine Freundinnen hatten richtige Abenteuer und One-Night-Stands mit den schrägsten Typen. Das hätte ich nie ausgehalten. Da wäre ich jedes Mal „gestorben", wenn das vorbei war.

Somit war Julias Mann auch ihr erster und einziger Mann. Ihr Jugendfreund, ein solider, treuer, bodenständiger Mann, genau das, was Julia brauchte, um sich sicher zu fühlen und sich voll und ganz auf ihre Arbeit konzentrieren zu können. Egal wie viel sie arbeitete, sie konnte sich darauf verlassen, dass ihr Mann nicht um die Häuser zog, sondern verlässlich zu Hause auf sie wartete.

Was Julia jedoch übersehen hatte, war, dass ihr Mann für sie mittlerweile zu einer Selbstverständlichkeit geworden war und sie immer mehr Zeit in der Arbeit verbrachte.
So lange und so viel, bis auch der gutmütigste, treueste Mann sich einsam fühlen musste und schließlich bemerkte, dass er ebenso Bedürfnisse hat. Das war Julias Teil der Verantwortung, der ihr mittlerweile sehr wohl bewusst war.
Als dann genau dieser treue, verlässliche Mann, der schon zu Julias Inventar gehörte, sie betrogen hatte und sie ihn zu verlieren schien, zog es Julia den Boden unter den Füßen weg. Binnen Bruchteilen von Sekunden verfiel die taffe Frau in das ängstliche, kleine Kind, das wimmerte und seinen Mann anflehte, bei ihm zu bleiben.

Die Retraumatisierung dieses frühen Verlustes ließ Julia, als sie von dem Seitensprung erfuhr, in eine Schockstarre und tiefe Ohnmacht verfallen.

Mittlerweile hat Julia ihren Zwilling gut integriert. Die Ehe läuft besser denn je, vor allem seit sie ihren Mann nicht mehr als Sicherheitsfaktor und Selbstverständlichkeit sieht, sondern die Partnerschaft auch pflegt.

DER LÄSTIGE HARNDRANG UND DAS INNERE KIND

Energisch und zielgerichtet stapfte Tatjana die Stufen zu unserer Praxis hinauf. Ihre Kleidung war „up to date", ebenso ihr gesamtes Erscheinungsbild. Mit ihrem modischen Kurzhaarschnitt wirkte sie, als wäre sie einer Modezeitschrift entstiegen.

Sie nahm auf der Couch Platz und bevor sie von selbst lossprudelte, wanderte ihr Blick noch kurz zur Uhr, verbunden mit der Frage, wie lange es dauern wird, da sie bereits in 2,5 Stunden einen Termin in Wien hatte.
Ich spürte massiven Druck von ihrer Seite, der auch bei mir leicht anklopfte. So atmete ich selbst tief ein und aus. Dann erklärte ich ihr, dass ich unter Druck weder gut arbeiten kann, noch will. Ich ersuchte sie daher, sich entweder einen neuen Termin mit einem größeren Zeitfenster zu vereinbaren oder ihren Wien-Termin nach hinten zu verschieben.
Tatjana reagierte zuerst irritiert auf meine Aufforderung, entschied sich aber dann doch für die zweite Variante, ihren Wien-Termin nach hinten zu verschieben.

C: Wir werden nichts künstlich in die Länge ziehen, aber was Raum braucht, wird auch Raum bekommen, das ist der Sinn, wenn Sie zu mir kommen.

Dieser Raum

Es darf Raum sein,
für all Deine Geschichten,
Deine Hoffnungen und Deine Träume.

Es darf Raum sein,
für all Deine Geheimnisse,
Deine Sorgen und Ängste.

Es darf Raum sein,
für all Deine Wünsche,
sie zu finden und zu verlieren.

Es darf Raum sein,
um neu zu beginnen,
zu erinnern und zu vergessen.

Es darf Raum sein,
für Dein Herz und Deine Seele.

Hier darf es gut sein.
Dieser Raum ist für Dich.

Dein Raum.

(Petra Baumruck)

Tatjana begann zu erzählen:
von ihren jahrelangen, quälenden Blasenentzündungen, die sie zwar mit Unterstützung einer homöopathischen Ärztin relativ gut im Griff hatte, dennoch war es immer wieder unangenehm. Vor allem der ständige Harndrang setzte ihr sehr zu, denn der

kostete sie sehr viel Kraft und vor allem Zeit, denn immer wieder die Toilette aufsuchen zu müssen, war einfach lästig.

Ich testete die Klientin mittels Muskeltest aus und es zeigten sich die Gefühle **nicht loslassen können, angespannt, kontrolliert** und **Druck.**

„Was können Sie mit diesen Gefühlen anfangen?", fragte ich sie.

K: Sehr viel, das beschreibt mein tägliches Leben. Den **Druck** habe ich bei fast jedem Toilettengang und auch die **Anspannung** davor, wie lange ich wohl bei der Veranstaltung, dem Vortrag etc. bleiben kann, ohne wieder die Toilette aufsuchen zu müssen. Natürlich **kontrolliert**, denn ich **kontrolliere** mich dann selbst. Damit, dass ich weniger trinke, selbst wenn ich durstig bin, um eben diesen lästigen Harndrang **kontrollieren** zu können.

Die Klientin schüttelte über sich selbst den Kopf und meinte, dass das sehr anstrengend sei, was da bei ihr abläuft und sie sich das bisher noch nie wirklich so vor Augen geführt hätte.

Über die Testung zeigte sich, dass noch eine weitere Situation in Bezug auf diese Gefühle nicht **loslassen können, angespannt, kontrolliert** und **Druck** wichtig war, und zwar in Bezug auf ihren beruflichen Bereich.

Auch hier hatte Tatjana sofort Informationen parat und erzählte, dass Sie einige Frisörfilialen hat, die zwar sehr gut laufen, sie aber trotzdem immer diesen **Druck** hat, ob alles passt. Täglich ruft sie mehrmals in den Filialen an oder besucht sie dreimal die Woche. Natürlich unangekündigt, weil sie ja überprüfen und **kontrollieren** will, ob wirklich alles in Ordnung ist.

Es gibt zwar in jeder Filiale eine Filialleiterin, doch …

„Sicher ist sicher. Vertrauen ist gut, aber Kontrolle ist besser!" – schmetterte sie fast schon roboterartig aus ihrem perfekt geschminkten Mund.

Immer wieder überprüfte sie, ob die Terminkalender in den Filialen auch wirklich ausgefüllt sind, ob die Produkte gut platziert sind , damit die Kunden sie auch gut sehen können, ob der Umsatz stimmt und natürlich auch die Sauberkeit . Während Tatjana erzählte, bekam sie feuchte Augen und ihre Hand begann in Eigenregie zu zittern.

Tatjana begann zu weinen und stammelte: „Ich kann nicht mehr, alles lastet nur auf mir, einfach alles! Keiner ist da."
Sie presste die Lippen aufeinander und schluchzte los. Ihr perfektes äußeres Bild der taffen Geschäftsfrau wandelte sich schlagartig in das eines verzweifelten Kindes, das maßlos überfordert zu sein schien. Sie wechselte auch ihre Stimmlage und stammelte in kindlicher, weinerlicher Stimme immer wieder:

„Ich muss auf alles schauen, wer soll es sonst machen? Es ist ja niemand anderer da."

Wenn wir beobachten, dass eine Person spontan ihre Stimmlage wechselt, sei es in weinerlich, schrill, hysterisch oder auch sehr laut, so meldet sich oft das INNERE KIND. In dieser Situation ist die erwachsene Tatjana nicht mehr verfügbar, sondern nur noch die kleine Tatjana.

Was verstehen wir unter dem Begriff INNERES KIND?

**Das Innere Kind steht für eine in der Kindheit entstandene Wahrnehmung,
von sich selbst,
den Menschen und der Welt.**

Jemand gerät in den Wahrnehmungszustand des Inneren Kindes, sobald er Ereignisse auf gleiche oder ähnliche Weise deutet wie damals.

Die Geschichte dahinter:

Tatjanas Vater verstarb früh durch einen Autounfall. Zurück blieben Tatjana (elf Jahre), ihre Schwester Kathi (vier Jahre) und der kleine Rudi (drei Jahre), sowie die Mutter mit ihrem immer größer werdenden Alkoholproblem.

Tatjanas Mutter hatte Gelegenheitsjobs und war meistens ab 17 Uhr im Gastgewerbe tätig. Alkohol war immer schon Thema in ihrem Leben gewesen, doch nach dem Tod ihres Mannes verstärkte sich dieses Problem zusehends.

Tatjana musste dadurch schon sehr früh lernen, alles alleine zu managen. Wer sonst hätte es getan? Die Mutter ging sobald es dämmerte außer Haus. Dann waren die vierjährige Kathi und der dreijährige Rudi in der Obhut der elfjährigen Tatjana. Sie wusch ihre kleinen Geschwister, bereitete ihnen das Essen, brachte sie zu Bett. Sie beruhigte den kleinen Rudi, wenn er um 3 Uhr früh wach wurde und nach der Mama schrie, die selten vor dem Morgengrauen den Weg nach Hause fand.

So viel Verantwortung und Druck für ein kleines elfjähriges Mädchen!
Das war viel zu viel! Es ging über Jahre so und niemand schien etwas zu bemerken. Wie auch? Tatjana hielt ihrer Mutter die Stange, versuchte sie zu schützen, auch dann, wenn sie wieder einmal betrunken den ganzen Sonntag im Bett lag. Da beschäftigte sie die kleinen Geschwister und sie erzählte, welche Strategien sie entwickelt hatte, um auch rechtzeitig wach zu werden und ihrem kleinen Bruder das Fläschchen zu geben. Sie wollte

doch nicht die kleine Kathi aus dem Schlaf reißen. Damals war es wichtig, überlebenswichtig für Kathi und Rudi, dass Tatjana so früh schon diese Verantwortung auf sich genommen hatte und für ihre kleineren Geschwister in die Mutterrolle geschlüpft war.

DAMALS war es das Beste, dass Tatjana immer da war, dass sie **nicht losließ,** dass sie **alles unter Kontrolle hatte,** dass sie **auf alles aufpasste.** Dieses Muster hielt sie nun fast 30 Jahre später immer noch gefangen.

Die Heilung unseres INNEREN KINDES besteht darin, JETZT das zu tun, was DAMALS unmöglich war, in Tatjanas Geschichte, loszulassen!

Damals hielt sie daran fest, Kathi und Rudi zu versorgen, die Mama zu ersetzen. Sie konnte unmöglich loslassen, musste alles unter Kontrolle haben. Und damals war es gut, dass sie festhielt, dass sie alles kontrollierte.

Es ist für Tatjana wichtig zu erkennen, dass das Alte vorbei ist und Neues beginnen darf. Sie ist nicht mehr das kleine Mädchen, das so früh schon alleine verantwortlich war. Jetzt ist sie eine erfolgreiche Geschäftsfrau. Das Erlebte hat sie stark gemacht. Sie ist dadurch eigenständig und selbstverantwortlich geworden.

Aus jedem noch so schweren Schicksal schöpft man auch große Ressourcen. Jetzt darf Tatjana lernen loszulassen, Schritt für Schritt ins Vertrauen zu gehen und Verantwortung abzugeben.

Damals ging es um Kathi und Rudi, zwei schutzbedürftige Kinder, die ohne Tatjanas Einsatz nicht lebensfähig waren. Jetzt sind es Geschäftsstellen mit erwachsenen Filialleiterinnen und diese laufen bestens, seit Jahren. Tatjana war fasziniert von den Zusammenhängen und Hintergründen ihrer Erkenntnisse.

Auf meine Frage, wie sich denn ihre Filialleiterinnen fühlen, wenn sie stets von Tatjana so kontrolliert wurden, meinte Tatjana:

K: Absolut entmündigt. Eine Freundin von mir leitet eine dieser Filialen und sagte immer: „Als Freundin schätze ich Dich, aber als Chefin bist du sehr anstrengend, ich habe immer das Gefühl, Du traust uns nichts zu, als ob wir Kinder wären."

Diese Aussage verstand Tatjana erst jetzt wirklich. Gleichzeitig war sie berührt, weil sie eine weitere Erkenntnis hatte, nämlich, warum sie sich schon früh für den Erfolg und gegen eigene Kinder entschieden hatte.
Bereits in ganz jungen Jahren hatte sie ihre Kindheit gegen die Mutterrolle getauscht und früh erfahren, was es heißt, eine so große Verantwortung zu übernehmen. Das wollte sie nicht noch einmal.

Tatjana kam noch einige Male zu mir und bei unserem letzten Zusammentreffen erzählte sie:

K: Es tut sich sehr viel in meinem Umfeld, obwohl ich immer weniger tue.
Monatelang hatte ich schon keine Blasenentzündung mehr.
Es gab viele positive Veränderungen in meinem Team. Meine Besuche in den Filialen gibt es nur noch einmal pro Woche, statt mehrmals wöchentlich. Ich schaffe es wirklich loszulassen und sage mir dann immer, dass das meine Filialen sind und nicht meine kleinen Geschwister.
Ganz viel Dank soll ich Dir noch von meinen Filialleiterinnen zukommen lassen, denen geht es sehr gut damit, dass ich sie nicht mehr so entmündige.

Ungefähr ein halbes Jahr später ließ mir Tatjana die Nachricht zukommen, dass sie schwanger war und mittlerweile Mutter einer Tochter ist. Welche wunderschöne Fügung, konnte sie nun auch die wirkliche Mutterrolle einnehmen.

INNERES KIND

Kurze Wiederholung zur Definition Inneres Kind:

Das Innere Kind steht für eine in der Kindheit entstandene Wahrnehmung von sich selbst, den Menschen und der Welt. Jemand gerät in den Wahrnehmungszustand des Inneren Kindes, sobald er Ereignisse auf gleiche oder ähnliche Weise deutet wie damals.

Ein Beispiel dazu:
Die vierjährige Martina wurde als Kind sehr oft angeschrien, danach folgten Schläge.

Wird eine Person in der Nähe der mittlerweile erwachsenen 38-jährigen Martina laut, kommt innerlich in ihr sofort die Angst vor Schlägen hoch. Sie sucht die Möglichkeit zu flüchten, sei es aus der Situation, dem Umfeld oder dem Raum. Als Martina mit rund 20 Jahren in einer Diskothek war und es bahnte sich neben ihr ein Streit oder eine Rauferei an, musste sie schlagartig das Lokal verlassen, weil sie immer Panik bekam, dass sie geschlagen werden könnte. Doch warum sollte gerade sie geschlagen werden?

Die erwachsene Martina hatte in diesem Moment keinen Zugang zum Erwachsenen-ICH, sie geriet automatisch in ihr Kinder-ICH und deutete Ereignisse (lautes Schreien) auf gleiche Weise wie damals.

Das Innere Kind ist der sogenannte Emotionalkörper, in ihm ist all das gespeichert, was wir uns nicht erlaubt haben zu spüren. Sei es Liebe, Trauer, Angst, Schock, Wut oder überschäumende Lebensfreude. Was auch immer Du träumst und Dir vom Leben zu erhoffen glaubst, es ist Dein Inneres Kind, es weiß, was und wer Du wirklich und wahrhaftig bist, es kennt Dein wahres ICH.

MÖGLICHE GLAUBENSPROGRAMME des INNEREN KINDES

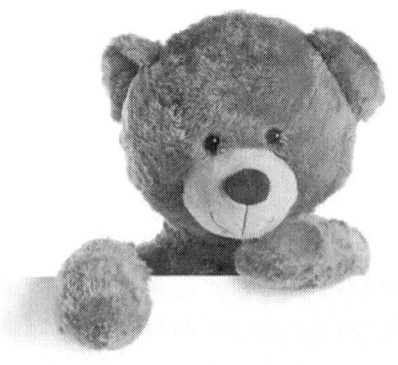

Positiv besetzte Erinnerungen sind wichtig für uns, weil sie uns Kraft geben und wir sie als Ressourcen mit in unser weiteres Leben nehmen können. Wenn Du als Kind erfahren konntest, wie es sich anfühlt geliebt zu werden, geborgen zu sein, dann wird Dich das im Erwachsenen-ICH besonders in Krisenzeiten tragen können. Wenn Du erlebt hast, wie es sich anfühlt, dass jemand hinter Dir steht, dass Du Rückhalt bekommst, ganz egal was Du auch getan hast, dann wird Dir das im Erwachsenen-ICH Mut geben, Dinge im Beruf, der Partnerschaft etc. anzusprechen, statt Dich zu verbiegen oder es hinunterzuschlucken.

Es sind die negativ besetzten Erinnerungen und Überzeugungen, auch Glaubensprogramme genannt, die uns blockieren. Was sind Glaubensprogramme? Das hat nichts mit unserer Religionszugehörigkeit zu tun. Das sind jene Situationen, die unser Inneres Kind erfahren und als Glaubenssatz gespeichert hat.

Z. B. die kleine Rita – Sie hätte so gerne die Aufmerksamkeit ihres Papas gehabt.
Sie gab stets ihr Bestes – in der Schule, Musikschule und im Sport. Tatsächlich gelang es ihr! Nachdem sie alle möglichen Sport- und Musikpreise gewonnen hatte, bekam sie endlich die Aufmerksamkeit ihres Papas. Er war stolz auf sie. Ihr Glaubensprogramm, das für sie scheinbar funktioniert hatte, war:

**„Wenn ich viel leiste,
werde ich gesehen."**

oder

**„Wenn ich viel leiste,
bekomme ich Liebe."**

Doch wird die kleine Rita wirklich gesehen?
Oder sind es die Leistungen,
die Erfolge,
die Pokale und Urkunden,
die ihr Papa sieht?

Mit diesem Glaubensprogramm „Wenn ich leiste, werde ich gesehen oder bekomme ich Liebe" könnte die erwachsene Rita sehr leicht Gefahr laufen als Workaholic zu enden und Burnout gefährdet zu sein. Eine Spirale aus der sie, ohne das Thema dahinter zu lösen, möglicherweise nur schwer aussteigen kann.

Die Lösung liegt darin, sich eben diese Liebe, diese Zuwendung, die sie so sehr vermisst hat, selbst zu geben. Es läuft immer wieder auf das Gleiche hinaus: wir landen unwillkürlich bei unserem (oft sehr bedürftigen) Inneren Kind.
Wenn wir ihm die Liebe, die Aufmerksamkeit geben, können wir die einschränkenden Glaubensprogramme, die uns immer wieder gefangenhalten, loslassen und steigen so aus der Abhängigkeitsspirale aus.

Warum verlassen wir nicht den Raum, die Beziehung, die Arbeitsstelle, wenn wir schlecht behandelt werden? Wozu lassen wir uns mobben, ausnutzen, hinhalten, verletzen, zurückweisen oder beschämen? Warum können wir für andere da sein, sie verteidigen, aber für uns selbst können wir es nicht?

Für Menschen, die Kinder misshandeln, fordern wir lebenslang. Unser eigenes Inneres Kind darf nach Herzenslust von anderen missbraucht, beschämt und verletzt werden? Wir setzen es im Erwachsenenalter oft selbst fort und behandeln es genauso.

Was geschieht in uns, wenn wir eine verbale oder körperliche Ohrfeige bekommen? Warum fallen wir innerlich in Ohnmacht? Wir verstehen genau, warum der andere so handelt, nehmen ihn auch oft noch in Schutz, unterdrücken unsere eigenen Gefühle und sorgen für unser Gegenüber. Wir sorgen aber nicht für unser eigenes Inneres Kind. Schnell finden wir Ausreden und Rechtfertigungen für das lieblose Verhalten der anderen uns gegenüber, wie:

- „Sie meint das nicht so."
- „Sein Vater ging auch so mit ihm um, er kann eben nicht anders."
- „Er schreit doch nur, weil er selbst unter Druck steht, wo soll er es sonst auslassen?"

Das mag alles stimmen, aber sind das alles Gründe, um sich etwas gefallen lassen zu müssen, es aushalten zu müssen? Wie oft finden wir Gründe oder Entschuldigungen für das schlechte Verhalten der anderen uns gegenüber?

Warum tun wir das? Warum wechseln wir mit unserer Aufmerksamkeit unwillkürlich zu demjenigen, der uns zurückweist, verletzt, beschämt oder zu viel fordert?

Weil es uns gründlich abtrainiert wurde, für uns selbst zu sorgen und wir es zugelassen haben.
Wir haben auch sehr oft die Seiten gewechselt und ergreifen eher für den, der uns angreift Partei, als für uns selbst. Oder wir suchen ohnehin die Schuld nur bei uns, weil wir schon früh gehört haben, schon früh geglaubt haben, dass wir an allem Schuld sind:

- Weil wir so anstrengend sind – weil wir nicht folgen – weil wir nicht tun was gefordert wurde …

Damit unser Inneres Kind wieder Vertrauen zu uns fasst, ist es wichtig, dass wir als Erwachsene klare Regeln unserem Inneren Kind gegenüber einhalten:

KLARE REGELN IM UMGANG MIT UNSEREM INNEREN KIND

1. Wenn jemand gemein zu Dir ist, dann darfst Du weinen und brauchst nicht mehr zu ihm gehen!
2. Hab nicht so viel Angst, sondern mache einfach das, wozu Du gerade Lust hast. Ich unterstütze Dich dabei.
3. Wenn Dir etwas keinen Spaß macht, dann hör einfach auf damit!
4. Gehe zu Menschen, die Dich gern haben, die Dich umarmen und bei denen Du Dich wohlfühlst.
5. Sei öfters mal albern und spontan und schaue nicht immer, was die anderen sagen oder ob das, was Du tust, sinnvoll ist.
6. Wenn Du etwas nicht kannst, dann bitte um Hilfe. Du musst nicht alles alleine machen, auch wenn es früher so war.

Hier folgt der Text eines Liedes von Peter Maffay, das er dem Inneren Kind gewidmet hat. Es geht dabei um die harte Schale und die Maske hinter der wir unsere Inneren Kinder versteckt haben. Die Skulptur auf dem Buchcover ist für mich bezeichnend dafür. Hin und wieder kann unser Inneres Kind zu uns vordringen, können wir es spüren. Erst dann, wenn wir es nicht mehr spüren können, ist es zu spät …

LIEDTEXT
„ICH WOLLTE NIE ERWACHSEN SEIN"

Ich wollte nie erwachsen sein.
Hab' immer mich zur Wehr gesetzt.
Von außen wurde ich hart wie Stein
und doch hat man mich oft verletzt.

Irgendwo tief in mir bin ich ein Kind geblieben.
Erst dann, wenn ich's nicht mehr spüren kann
weiß ich,
es ist für mich zu spät
zu spät, zu spät.

Unten auf dem Meeresgrund
wo alles Leben ewig schweigt
kann ich noch meine Träume seh'n
wie Luft, die aus der Tiefe steigt.

Irgendwo tief in mir bin ich ein Kind geblieben.
Erst dann, wenn ich's nicht mehr spüren kann
weiß ich, es ist für mich zu spät,
zu spät, zu spät.

Ich gleite durch die Dunkelheit
und warte auf das Morgenlicht.
Dann spiel' ich mit dem Sonnenstrahl,
der silbern sich im Wasser bricht.

Susanne Berger

Irgendwo tief in mir bin ich ein Kind geblieben.
Erst dann, wenn ich's nicht mehr spüren kann,
weiß ich, es ist für mich zu spät,
zu spät,
zu spät.

(Peter Maffay)

LIEDTEXT
„STEH' AUF!"

Ois, was Dir je passiert, kau guat für Di sei,
wenn Du ned denkst,
dass des Leben mit Dir kämpft!
Ois, was Dir wiederfahrt, is manchmal a hart,
loss Di ned geh, bleib afoch ned steh.

Steh auf und kämpf für Di,
Dei Leb'm es gheat nur Dir!

Du host scho so vü erlebt, woar oft a ned nett,
moch da nix draus, weu nur des mocht Di aus.
Es gibt doch so vü im Leb'm, wofür sa si lohnt,
weiter zu gehen und ned rückwärts zu schaun!

Steh auf und kämpf für Di,
Dei Leb'm es gheat nur Dir!

Wie oft, spülst Du nur a Roll'n,
de ned die Deine is,
wie sollst Du Di gspian,
wennst an andern imitierst?

Wie oft, sagst Du afoch Ja und manst eigentlich Na,
wannst aufmerksam bist, kriagst des a no in Griff.

Steh auf und kämpf für Di,
Dei Leb'm es gheat nur Dir!

("Des bin I" by Margot Wendt)

Im hinteren Teil des Buches findest Du unter ÜBUNGEN einige Fragen, die Dir dabei helfen können mit Deinem INNEREN KIND in Kontakt zu treten, denn …

*Es ist nie zu spät,
eine schöne Kindheit gehabt zu haben.*

(anonym)

ALLES WIRD EINFACHER, SOBALD MAN ES LAUT AUSGESPROCHEN HAT

Mit diesem Zitat von Hermann Hesse möchte ich ein Beispiel aus der Aufstellungsarbeit bringen.

Jemand, der von seinem Vater geschlagen wurde, ist voller Verachtung ihm gegenüber. Jedes Mal, wenn er ihn sieht, ist er schlecht drauf und angespannt, was natürlich auch die eigene Familie zu spüren bekommt. Er schenkt dem Vater durch seine Wut jedoch ganz viel Aufmerksamkeit.
Das wiederum hemmt ihn in seinem eigenen Leben und kostet ihn immer wieder Kraft und Energie.
In einer Familienaufstellung werden Vater und Sohn einander gegenüber gestellt.
Wichtig ist, sie in Beziehung zueinander zu bringen, dass der Sohn es ausdrückt, wie es ihm mit dem Vater geht. Dieser weiß das oft gar nicht.
Der Sohn sagt zum Beispiel: „Papa, es hat sehr weh getan, ich war so hilflos und ich bin so wütend auf Dich!"

Durch diese Lösungssätze, kann sehr viel unterdrückter Schmerz hochkommen, den der Aufsteller dadurch nach Außen bringen kann und nicht mehr gegen sich SELBST richten muß.

Darsteller des Vaters: „Ich konnte damals nicht anders und es tut mir leid."

Wenn der Vater uneinsichtig ist und sagt, dass ihm die paar Schläge sicher nicht geschadet hätten, da er selbst möglicherweise als Kind von seinem Vater geschlagen wurde, so könnte man noch die Position des Großvaters, den Vater des Vaters, hinzunehmen.

So wird dem Vater des Klienten die Chance gegeben, seinen eigenen Schmerz auszudrücken. Wenn es passiert, dass im bisher verhärteten Vater der lebenslang unterdrückte Schmerz seines eigenen Inneren Kindes hochkommt, bekommt der Klient dadurch die Möglichkeit, seinen Vater vielleicht erstmals wirklich zu sehen. Nicht die Strenge und den Gehorsam, die er jahrelang durch ihn erlebt hat, sondern den echten, auch verletzlichen Vater.

Das lässt die Seele des Kindes und die Seele des Vaters heilen. Dann darf Frieden sein, statt Hass. Vielleicht ist sogar erstmals eine Umarmung möglich.

Das kann sein, muss aber nicht sein. Jeder macht es in seiner Zeit und in seinem Tempo. Oft ist schon alleine das Aussprechen des damaligen Schmerzes („Papa, es hat sehr weh getan!") sehr befreiend für den Klienten, unabhängig davon, ob der Vater es annehmen kann oder nicht.

Dieses Thema in eine Aufstellung zu übersetzen, ist auf mehrere Arten möglich:

1. In Form einer **Aufstellung mit Personen** (Darstellern), die stellvertretend die beteiligten Personen oder auch Anteile, wie Wut oder Schmerz, repräsentieren. Der Klient verbleibt hier großteils in der Beobachterposition und nimmt meist erst gegen Ende der Aufstellung seinen Platz persönlich ein.

2. In Form einer **Einzelsitzung,** wo der Klient für sich und die beteiligten Personen sogenannte Platzhalter wählt (Patschen, Bodenanker, Zettel mit Beschriftung z. B. SOHN

und VATER). Diese Aufstellung wird von Klienten bevorzugt, die jede Position selbst einnehmen möchten und so wahrnehmen können, wie sich die jeweilige Person fühlt.

Zur VATER/SOHN Thematik: Einer meiner Klienten, der immer alles getan hatte, um von seinem Vater gesehen zu werden, gewann in einer „Patschen-Aufstellung" eine für ihn sehr wichtige Erkenntnis. Als er auf der Position seines Vaters stand, seine eigene Position als Sohn war ihm gegenüber, sagte er:
„Auf der Position des Vaters hier sehe ich gar nichts. Ich bekomme gar nichts mit. Nicht nur dass ich meinen Sohn nicht sehe, ich bin so mit mir beschäftigt, dass ich gar nichts um mich wahrnehme."

Diese Erkenntnis war für den Klienten sehr befreiend: Dieses Gefühl, **es liegt nicht an mir**, ich kann mich noch so sehr anstrengen, er kann mich nicht sehen.

Neben Gruppen- und Einzelaufstellungen, gibt es auch die Brettaufstellung (Holzbrett mit Figuren) und die sogenannte Coaching Disc® (runde Metallplatte mit Magneten).

Weitere Infos zur Aufstellungsarbeit, sowie Termine unserer Aufstellungsabende und Seminare findest Du auf unserer Website unter folgendem Link:

www.praxisberger.at/unser-angebot/aufstellungsarbeit

Gemeinsames Ziel dieser Methoden ist es, das innere Bild, das innere Befinden sichtbar nach Außen zu bringen.

Alles wird ein wenig einfacher,
sobald man es laut ausgesprochen hat.

(Hermann Hesse)

DU BRINGST MICH NOCH INS GRAB

Eine besorgte Mutter rief mich an und wollte einen Termin für ihren Sohn Maxi, zehn Jahre, Thema Hyperaktivität vereinbaren.

Ich verstand die Frau akustisch am Telefon sehr schwer, hörte sie nur leise und vermutete, dass es daran lag, dass ich gerade mit dem Auto unterwegs war. Wir vereinbarten einen Termin, wann sie mit Maxi kommen könnte.

Termin Maxi

Ich beschreibe einzelne Details sehr bildhaft, um aufzuzeigen, wie sehr wir (auch ohne Therapeut sein zu müssen) oft wahrnehmen, spüren, was wir unbewusst über unsere „Antennen" empfangen.

Wir hatten die Praxis damals noch bei uns im Haus. Der Eingang führte durch das Tor und über den Hof, ein paar Treppen hinauf zu unserem Praxisraum. Die Klientin davor war schon gegangen und so wartete ich auf Frau Müller und Maxi.

Ich glaubte kurz, ein leichtes Klopfen gehört zu haben. Da diesem aber nichts folgte, blieb ich sitzen und sortierte meine Unterlagen. Als ich kurz danach eine Kinderstimme hörte, stand ich auf, öffnete die Türe und Frau Müller stand mit ihrem Sohn Maxi vor mir.

Ich begrüßte zuerst Frau Müller. Als ich ihr meine Hand reichte, legte sie ihre fast schwerelos in meine Hand – Frau Müller war sprichwörtlich gar nicht greifbar. Als ich mich dann Maxi zuwandte war ich überrascht von seinem ruhigen Wesen. Seine blauen Augen blitzten mich neugierig durch seine Brille an.

Hatte Frau Müller ihn am Telefon nicht als hyperaktiv und verhaltensauffällig beschrieben? Ich war kurz irritiert.

Die Mutter von Maxi war in meinem Alter und so bot ich ihr das Du–Wort an. Karin nahm Platz.
Sie atmete schwer ein und aus, als hätte sie Atemprobleme oder eine erdrückende Last auf ihrem Brustkorb. Sie wirkte erschöpft und konnte nicht wirklich Blickkontakt mit mir halten. Es schien, als würde sie an mir vorbeischauen oder auch irgendwie, durch mich hindurch.

Schwermütig begann sie zu erzählen:
„Es geht um Maxi. Er ist eine einzige Katastrophe!"
(Da war es wieder, dieses schwermütige, belastete Atmen von Karin.)

Währenddessen passierte etwas Eigenartiges: Maxi nahm mit mir Blickkontakt auf, als wollte er mit mir nonverbal in Verbindung treten. Karin bemerkte von unserer Kommunikation nichts.

C: Karin, wie meinst Du das, wenn Du sagst, dass Maxi eine einzige Katastrophe ist?
K: Maxi führt sich so auf, wenn das so weitergeht, bringt er mich noch ins Grab.

Als dieser Satz fiel, war bei mir augenblicklich ebenfalls ein Satz da und ich sprach ihn, ohne zu zögern, laut aus.

C: Ich glaube nicht, dass er Dich ins Grab bringt, ich glaube, dass er Dich davon abhält!

Da war sie wieder diese bekannte, vertraute und immer wieder faszinierende

STILLE

Als ob die Zeit stehen bleiben würde. In diesem Moment schien alles klar auf dem Tisch zu liegen. Es ging alles ganz schnell. In Bruchteilen von Sekunden.

Kaum hatte ich diesen Satz ausgesprochen, schossen Maxi Tränen in die Augen und er starrte mich hilfesuchend an. Karin dürfte gleichzeitig, zumindest für ein paar Augenblicke, aus ihrem tranceartigen Dornröschenschlaf erwacht sein und blickte mich irritiert mit großen Augen an.

In dieser Minute war einiges an Bewusstwerdung passiert.

Ich sagte zu Karin: „Ich möchte Dir gerne etwas zeigen, wenn es für Dich in Ordnung ist." Karin stimmte zu. Es lag auf der Hand, dass nicht Maxi der wahre Klient war, sondern vielmehr als sogenannter Symptomträger fungierte.
Das Familiensystem schiebt oft zur Selbstregulation einen „Erkrankten, Auffälligen" vor um aufzuzeigen, dass etwas nicht stimmt. Der Symptomträger ist somit nicht der, um den es wirklich geht, sondern meist das schwächste Glied im System, der dann Symptome verschiedenster Art entwickeln kann (Ticks, Auffälligkeiten, kriminelle Handlungen, etc.).

Ich stand auf, holte meine Kiste mit den Aufstellungspatschen und bat Karin, sich zwei Paare herauszunehmen.

Ein Paar stellvertretend für sich und ein Paar für Maxi.

Karin wählte für sich schwarze, ausgetretene Schuhe (die Farbe schwarz muss nicht negativ besetzt sein). Für Maxi nahm sie gelbe neue Schuhe.

C: Karin lege bitte die gelben Patschen (Maxi) kurz beiseite und ziehe Dir Deine schwarzen Patschen an. Diese Patschen stehen stellvertretend für Dich, Karin. Du hast hier den ganzen Raum zur Verfügung, um diese Situation, die Beziehung „Maxi und Du" aufzustellen, nach außen sichtbar zu machen.
Bevor Du beginnst bittest Du noch um eine gute Lösung, wohin auch immer. Dann schließt Du Deine Augen, atmest tief ein und aus und begibst Dich bitte in diese Situation, die Du täglich kennst – Dein Sohn Maxi ist so anstrengend, dauernd ist etwas, er bringt Dich noch ins Grab wenn er so weitermacht ... (Karin sackte immer mehr in sich zusammen) und dann, Karin, folgst Du Deinem Impuls und setzt einen Fuß vor den anderen, um im Raum hier einen Platz für Dich zu finden.

Genauso schwer wie Karins Atemzüge eingangs waren, genauso schwer setzte sie nun einen Fuß nach dem anderen nach vor. Sie ging nicht, sie schob die Beine förmlich am Boden. Dann blieb sie in der Mitte des Raumes stehen.

C: Gut Karin, fühle Dich einmal auf Deinem Platz ein. Wie fühlst Du Dich hier? Was nimmst Du wahr? Wie geht es Dir auf diesem Platz?

Karin atmete wieder schwer und sagte: „Es ist schwer, alles ist schwer und anstrengend."

C: Was, Karin, ist anstrengend?

K: Es ist anstrengend, mich aufrecht zu halten.

C: Ist ein Impuls bei Dir da, Karin?

K: Ja, ich möchte mich am liebsten hinlegen.

C: Ok Karin, dann tu das bitte, lege Dich hin.

K: Wohin? Auf den Boden?

C: Ja, mach' das einfach und gib Deinem Impuls nach.

Karin legte sich trotz ihres äußerlich sichtbaren jungen Alters schwerfällig auf den Boden. Als sie dort lag, nahm sie einen tiefen, erleichternden Atemzug.

C: Wie geht es Dir da unten in dieser Position, Karin?

K: Sehr gut, das ist sehr angenehm. So ist es erträglich für mich. Hier habe ich endlich meine Ruhe und meinen Frieden.

Wieder war ein spontaner, wenn auch etwas provokativer Satz bei mir da.

C: … Ruhe in Frieden Karin …

Maxi wurde während der letzten Passage, ab dem Zeitpunkt als sich seine Mama hinlegte, zunehmend unruhiger. Seine blitzblauen Augen waren geweitet und er schien mich ängstlich zu fragen: „Was soll das jetzt?"
Trotz seines jungen Alters erkannte er die Ernsthaftigkeit dieser Situation.

C: Liebe Karin, nimm bitte einen tiefen Atemzug, steh wieder auf und lasse Deine schwarzen Patschen hier liegen, als eine Art Bodenanker.

K: Muss ich wirklich? Hier am Boden ist es so angenehm. Am liebsten würde ich gar nicht mehr aufstehen.
C: Ja, Karin. Steh' bitte auf und dort wo Du gelegen bist, lässt Du deine schwarzen Patschen symbolisch liegen. Dann bitte ich Dich, dass Du Dir die gelben Patschen, die für Maxis Position stehen, anziehst. (Karin schlüpfte in die gelben Patschen.)

K: Hier auf Maxis Platz fühlt es sich ganz anders an als auf meinem Platz.

C: Inwiefern anders?

K: Ich bin hier viel leichter, lebendiger, als auf meinem Platz.

C: Sehr gut Karin, bleib ganz in der Rolle von Maxi. Du bist für die nächsten Minuten in der Beobachterposition Deines Sohnes und ich bin jetzt nicht mehr Coach sondern nehme für eine gewisse Zeitspanne Deine Rolle als Maxis Mutter ein.
Ich stelle mich dorthin, wo jetzt Deine Patschen liegen. (Karin nickte).

Ich schlüpfte in Karins Rolle. Zuerst stand ich dort, spürte auch sehr schnell, wie bleiern es sich tatsächlich in Karins Feld anfühlte, dann wiederholte ich Karins Aussagen des Eingangsgesprächs: „Puh, es ist alles so anstrengend."

Ich bemerkte, dass ich bereits so tief in die Rolle eingestiegen war, dass ich einen immensen Druck am Brustkorb spürte und mittlerweile genauso schweratmig wie Karin war.
Ich wechselte dennoch kurz in die Rolle des Coachs und beob-

achte Karin in Maxis Rolle und fragte nach, wie es ihr als Maxi denn dabei ginge.

Karin wirkte unruhig: „Es geht mir nicht gut, ich bin nervös und ich kann die Mama nicht aus den Augen lassen."

Ich wechselte langsam von der aufrechten in die liegende Position. Je mehr sich mein Körper dem Boden näherte, umso unruhiger erlebte ich Karin in Maxis Rolle. Sie zappelte förmlich hin und her, als sie zusehen musste, wie ich als Mutter mich immer mehr zu Boden sinken ließ.

Als ich schließlich, als Stellvertreterin von Karin, am Boden lag und ihre Worte wiederholte:
„Herrlich, hier finde ich meine Ruhe, meinen Frieden", bemerkte ich Maxis Tränen. Ich drehte meinen Kopf zu Karin und fragte sie, wie es ihr auf Maxis Platz dabei geht, was sie wahrnimmt und ermunterte sie, wenn Impulse in ihr hochkämen, diesen zu folgen.
Karin zappelte hilflos hin und her, kam dann zu mir, ebenfalls mit Tränen in den Augen und stammelte immer nur: „Ich weiß nicht was ich tun soll, die Mama liegt da, ich will, dass sie aufsteht."
Sie versuchte in ihrer Rolle als Maxi mich vergebens vom Boden hochzuziehen und war völlig außer sich.

Folgende Darstellung im BILD:
Karin (Mutter) liegt am Boden, erschöpft, kann nicht mehr.
Maxi (Sohn) versucht sie sprichwörtlich am Leben zu halten, ist stets damit beschäftigt sie durch seine Eskapaden „aufzuwecken" damit sie mehr am Leben teilnimmt.
Oberflächlich betrachtet sieht man nur das hyperaktive Kind, das seine Mama quält, doch die Aufstellung zeigt, dass Maxi aus Liebe zu seiner Mutter bereit ist, viel auf sich zu nehmen, auch die Rolle des „schlimmen Kindes".

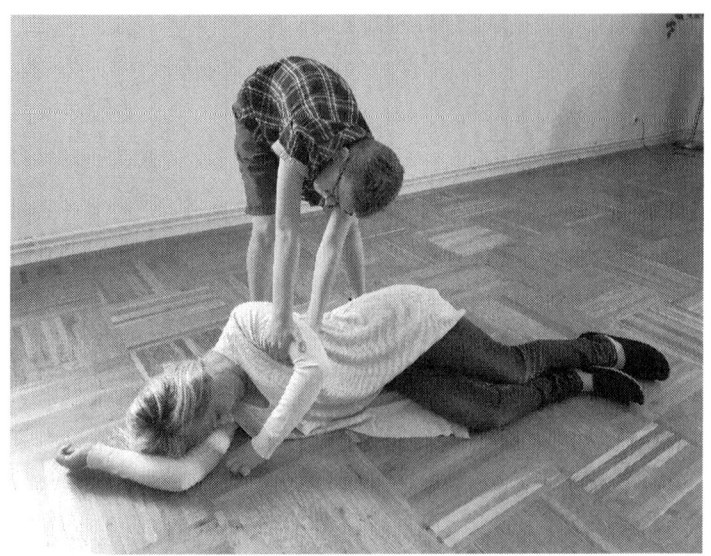

Hier trifft der Satz zu: „Mama, aus Liebe zu Dir tue ich alles, um Dich am Leben zu halten. Koste es mich, was es wolle."

Das, was ich Karin mit dieser kurzen intensiven Aufstellung zeigen wollte, war geschehen und es hatte seine Wirkung nicht verfehlt.

Ich ging aus Karins Rolle heraus und sagte zu den beiden: „Ich bin jetzt wieder die Susanne und auch Du Karin gehst bitte aus Maxis Rolle, gehst aus seinen Patschen und entrollst Dich ebenfalls und bist jetzt wieder ganz die Karin." Maxi beobachtete das alles sehr aufmerksam.

C: Maxi komm' bitte mal her und stell Dich gegenüber von Deiner Mama hin. Ist das ok, für Dich? (Maxi nickte.)

Ich gab ihm eine leere Holzkiste in die Hand, bat ihn, seine Augen zu schließen und dabei tief ein- und auszuatmen. Diese

Kiste sollte er nun Schritt für Schritt befüllen – mit all den schwierigen Situationen, wo er schon früh gespürt hatte, die Mama ist überfordert, die Mama ist nicht greifbar. Die Mama würde den ganzen Tag am liebsten im Bett verbringen. Alles ist anstrengend für die Mama: Das Aufstehen, der Haushalt, die Arbeit, auch alles was ihn als Kind betrifft. Das alles was er gespürt hatte und auch die Angst um die Mama, alles sollte Maxi loslassen, indem er es in diese Kiste hineinfließen läßt.

Maxi reagierte körperlich mit jedem Wort von mir und ich sagte ihm, dass ich zusätzlich für all die anstrengenden Situationen immer wieder ein Buch nach dem anderen in seine Kiste legen würde, die somit auch äußerlich für Maxi immer schwerer wurde.

C: Wie geht es Dir dabei, Maxi?
K: Das ist voll schwer und so groß wie ein ganzer Container.
C: Maxi, Du machst das ganz toll. Wenn all diese schweren, belastenden Situationen in der Kiste sind, auch die, in denen Du etwas angestellt hast und Strafen dafür riskiert hast, dann nickst Du bitte mit Deinem Kopf, damit ich weiß, dass Du so weit bist und der Container voll ist.

Maxis gesamter Körper arbeitete intensiv mit. Durch seine geschlossenen Augen, sah man, wie sich seine Augäpfel hin- und her bewegten, als würde er Last für Last einsammeln. Nach einer Weile nickte Maxi und atmete gleichzeitig schwer, aber befreiend aus.
Ich bat Maxi, dass er diese schwere Kiste noch ganz kurz halten und seine Augen öffnen solle. Da seine Mama gegenüber stand, bat ich die beiden zueinander Blickkontakt aufzunehmen.

C: Maxi, ich stelle mich jetzt hinter Dich und ich flüstere Dir Sätze ins Ohr, die Du bitte laut zu Deiner Mama sagst. Du schaust ihr dabei immer in die Augen. Wenn Dir ein Satz nicht

so gut gefällt, kannst Du auch Deinen eigenen Satz sagen. Alles klar?
(Maxi nickte und blickte ganz gebannt in die glasigen Augen seiner Mama, die sich immer mehr mit Tränen füllten.)

C: Gut Maxi, es geht los. „Liebe Mama, ich hab' Dich sehr lieb!"

(Maxi ergänzte „Liebe Mama ich hab' Dich sehr, sehr, sehr lieb!)

C: „Ich habe schon lange gespürt, wie es Dir wirklich geht und aus Liebe zu Dir Mama, halte ich Dich am Leben."

Der Dialog wurde vehement durch das laute Aufschluchzen von Maxis Mutter unterbrochen.

Manche könnten jetzt denken, dass man es dem Kind doch nicht so direkt sagen kann oder diese Interventionen dem Kind gar nicht zumutbar sind.

Ich bin der Meinung, dass das Kind die Wahrheit schon längst spürt, sonst würde es sich ja nicht in der Sitzung zeigen. Wenn es dem Kind zumutbar ist, schon so früh solche Lasten zu tragen, dann ist genau dieses Ansprechen der Wahrheit, das einzig hilfreiche und befreiende für das Kind – denn **Wahrheit entlastet immer.**

C: Maxi, bleib bitte im Augenkontakt mit Deiner Mama und sage ihr: „Auch wenn es mich viel an Strafen gekostet hat, ich halte Dich am Leben Mama, ich habe es für Dich getan, weil ich Dich so lieb habe."
Maxi war selbst berührt und ergänzte von sich aus: „Ja und ich habe solche Angst um Dich, Mama, weil Du immer nur müde bist."

Karin schluchzte los und Maxi ebenso, die unterdrückten Emotionen durften endlich ihren Lauf nehmen. Durch diese Entladungen wurde es nach und nach fühlbar leichter und auch freier im Raum.

C: Maxi schau bitte noch einmal ganz bewusst zur Mama und sage ihr: „Die Kiste, Mama, ist mir viel zu schwer und auch dieses 'Dich am Leben halten' Mama, das kostet mich so viel Kraft."
Maxi ergänzte kleinlaut: „Ja, das war wirklich anstrengend."

Er wischte sich seine Tränen an der rechten Schulter ab, weil er die Kiste immer noch mit beiden Händen festhielt.
Maxi: „Kann ich die Kiste endlich der Mama geben?"

C: Bist Du bereit, dass Du das alles loslässt, Maxi?
(Maxi nickte heftig.)
C: Dann bleibe noch mit Deinem Blick bei der Mama und sage zu ihr: „Mama, ich bin das Kind, Dein Kind, Mama. Du bist die Große und ich bin der Kleine. Das war mir viel zu viel. Ich bin nur das Kind. Ich lasse das jetzt bei Dir, Mama."

Ich ermunterte Maxi, dass er nun die Kiste, auch symbolisch der Mama übergeben oder sie vor seine Mama hinstellen kann. Maxi war sofort damit einverstanden und meinte:

„Als wir gekommen sind, hätte ich die Kiste der Mama noch nicht geben können, aber jetzt schon. Die Mama ist viel munterer, jetzt kann ich sie ihr geben."

Ein wunderbares Beispiel, was oft hinter auffälligen Verhaltensweisen, Hyperaktivität, Ticks oder Ausbrüchen von Kindern stecken kann. Durch seine ständigen Eskapaden holte er seine Mama immer wieder aus dem Standby-Modus.
Äußerlich betrachtet, sieht man ein Kind, das seiner Mutter den

letzten Nerv raubt, ihr keine Ruhe lässt. Der Blick hinter die Kulissen zeigt ein Kind, das seine Mama liebt und bereit ist viel zu riskieren an Strafen etc., um sie am Leben zu halten.

Nachgespräch

C: Karin, Du hast einen wunderbaren Sohn. (Karin nickte) Was kannst Du Dir aus dieser Sitzung für Dich mitnehmen?

K: Es ist mir wie Schuppen von den Augen gefallen. Es war so wichtig, dass ich in Maxis Position stand und das alles von seiner Warte aus erleben konnte. Jetzt ist mir so vieles klar. Seine ganzen Hilfeschreie galten nicht ihm, sondern mir!

Maxi atmete so tief aus, dass man spüren konnte, eine schwere Last war von ihm abgefallen. Als ob es sein Stichwort in einem inszenierten Stück gewesen wäre, machte er seinen Abgang und fragte mich: „Kann ich jetzt in euer Trampolin gehen?"

Es war, als ob er seinen Beitrag geleistet hatte. Aufzuzeigen, was bei der Mama läuft und nun war Mamas Part gekommen. Maxi verließ den Praxisraum.

C: Karin wie ging es Dir mit den Worten „Ruhe in Frieden"?

Karin: „Also in meiner Position war ich zuerst gar nicht betroffen, das hat mich auch nicht erschreckt. Es war sogar richtig angenehm. Erst in Maxis Position war es ganz schlimm, da hatte ich so große Angst um die Mama, das war wirklich fürchterlich. Ich weiß, dass das jetzt vielleicht arg klingt, aber ...

... wenn jemand bei uns im Ort stirbt und die Totenglocke läutet, weißt Du was ich mir da immer denke? (Karin blickte beschämt zu Boden.)

Ich traue es mir gar nicht zu sagen, aber immer wenn die Totenglocke läutet, denke ich mir:
„Kann das nicht ich sein?" dabei bin ich 36 Jahre! Aber was soll ich tun, wenn ich so empfinde?

C: Für jedes Gefühl Karin, gibt es einen Grund. Wichtig ist jetzt einmal, dass Maxi aus dem Schussfeld ist und, dass Du das jetzt für Dich löst, damit er sich nicht mehr damit beschäftigen muss.

Bevor die beiden heimgingen, ließ ich Karin noch zu Maxi sagen: „Danke, für Deine große Liebe Maxi und, dass Du so hartnäckig warst. Du hast einiges auf Dich genommen, das war mir nicht bewusst. Ich habe die Schuld immer bei Dir gesucht und das tut mir leid. Ich löse das jetzt für mich Maxi, Schritt für Schritt, das verspreche ich Dir."

Das war sozusagen der erste „Happy End"–Abschnitt, was Maxi betrifft.
Karin blieb wirklich sehr hartnäckig an der Lösung ihres Themas, ihrem Gefühl, am liebsten gar nicht mehr hier sein zu wollen.

Auch das hatte natürlich seine Geschichte:
Karin wuchs in der Steiermark auf. Schon früh verlor sie ihre Mutter. So rückten ihr Papa und die kleine Karin eng zusammen. Die beiden gaben einander Halt.

Bei der Maturareise lernte Karin Norbert aus Niederösterreich kennen. Kurz darauf war der kleine Maxi unterwegs und Karin übersiedelte zu Norbert ins Waldviertel.
Das alles ging sehr schnell, zu schnell für Karin. Vor allem die räumliche Distanz zu ihrem geliebten Papa setzte ihr sehr zu. Richtig heimisch wurde sie auch nicht wirklich am neuen Wohnort.
Karins Vater suchte sich daher einen Job in Niederösterreich, um

näher bei Karin und seinem Enkel zu sein. Doch kurz vor der Übersiedelung verunglückte er tödlich bei einem Verkehrsunfall.

Ab diesem Zeitpunkt ging es mit Karin bergab. Sie fand keinen Halt mehr und auch der alte Schmerz um den Verlust der Mama kam hoch. Sie war für Maxi nicht mehr verfügbar. Wie sie selbst erzählte:
„Ich vegetierte nur noch dahin. Am liebsten lag ich im Bett und konnte es kaum erwarten, dass es Abend wurde und ich wieder schlafen gehen konnte. Alles war wie in einen grauen Nebelschleier gehüllt."
Karin stellte sich voller Kraft ihren Themen, ihrer Schwere, ihrer Trauer und auch ihrer Todessehnsucht. Sie ließ kein Thema aus und ich bewunderte ihren Mut und ihre Kraft, die sich immer mehr zeigen konnten.
Mittlerweile ist Maxi zu Max geworden und hat eine Freundin. Und Karin? Karin hat noch eine Tochter bekommen. Sie ist mittlerweile in Niederösterreich wirklich sesshaft geworden und sehr engagiert in der Gemeinde.

DU HAST DAS RECHT, ZU ZWEIFELN

Du hast das Recht,
zu zweifeln,
zu verzagen,
die Fassung zu verlieren.
Es ist kein Zeichen von Stärke,
immer stark zu sein.
Vielleicht ist nur der Glaube des Zweifelnden
ein lebendiger Glaube,
weil er sich aussetzt.

Wer sich nicht verunsichern lässt,
lebt in einer Burg mit dicken Mauern.
Das Leben erreicht ihn nicht.
Weil Du mitten im Leben stehst,
hast Du das Recht,
unsicher zu sein.
Es spricht für Dich,
Du bist im Werden.

Alle Antworten zu haben
heißt meistens,
Antworten zu haben,
die zu keinen Fragen wirklich passen.
Du hast das Recht, zu zweifeln.

(Ulrich Schaffer)

SEIN ODER NICHTSEIN
oder
CHRISTIAN UND DAS SCHWITZEN

In der folgenden Geschichte wurde weder mittels Kinesiologie, noch mit Aufstellungsarbeit oder Klopftechnik gearbeitet, sondern auf einer Bodenmatte mit dem Werkzeug der integrativen Körpertherapie nach Dr. Bolen.

Christian, 40 Jahre, Tennisspieler, vermehrte Unsicherheit und Schwitzen in Stress-Situationen.

C: Was führt Sie zu mir?

K: Es geht um meine Unsicherheit und dieses damit verbundene Schwitzen. Wenn ich angespannt und unter Stress bin, fühle ich mich oft völlig handlungsunfähig und bin triefend nass.

Im Coaching Gespräch wurde Christian durch gezieltes Hinterfragen schließlich bewusst, dass diese Symptome (Unsicherheit, Schwitzen) sich immer dann bemerkbar machen, wenn es um existenzielle Entscheidungen geht. Um Sein oder Nichtsein sozusagen.
Immer dann, wenn es in der Firma um einen wichtigen Abschluss geht, oder auch bei seinem Hobby, dem Tennis, um den spielentscheidenden Satz, um Sieg oder Niederlage.

Christian ergänzte: „Genauso ist es. Ich schwitze während des gesamten Tennisspiels nicht so, wie in genau dieser Situation, wo es um Alles oder Nichts geht. Genauso ist es in der Firma. Ich habe Projekte, die ich lange betreue, in die ich viel Zeit und Energie investiere. Diese Unsicherheit und dieses Schwitzen kommen erst dann, wenn es in die Endphase übergeht, in der es darum geht, den Kunden von dem Projekt zu überzeugen, bzw. der Kunde sich entscheidet, ob er in das Projekt investiert oder nicht. Also auch wieder um **Sein oder Nichtsein.**

Ich bat Christian, sich auf eine am Boden liegende Matratze zu legen und seine Augen zu schließen. Seine einzige Aufgabe bestand darin, seine Gefühle, Körperwahrnehmungen auszudrücken oder auch plastisch darzustellen.

C: Was spüren Sie, Christian, wenn Sie in sich hineinhorchen, in solchen alles entscheidenden Situationen, sei es im Job oder im Sport, wo es um Sein oder Nichtsein geht? Was meldet sich da bei Ihnen?

K: Angst, Angst kommt hoch in mir, es schnürt mir fast die Kehle zu und ich beginne stark zu schwitzen. Ich bin gleichzeitig erstarrt und würde mich am liebsten verstecken.

C: Atmen Sie tief hin zu dieser Angst, ob in der Firma oder beim Sport, wo Sie alles geben müssen, sich keinen Fehler leisten dürfen und diese Unsicherheit und der Schweiß aufsteigen. Geben Sie Ihren Impulsen nach Christian und nehmen Sie auch die Körperhaltung ein, die dieses Empfinden am besten ausdrückt.

Christian rollte sich in Seitenlage und kauerte sich wie ein Embryo zusammen. Er zitterte am ganzen Körper und wollte sich, wie vorhin schon erwähnt, am liebsten verstecken.

C: Wie alt fühlen Sie sich jetzt Christian?

K: Ich bin klein, ganz klein und ich habe riesengroße Angst, richtige Todesangst.

Christian war tief berührt und momentan sichtlich ein wenig überfordert. Ich wies ihn daher an, seine Augen langsam wieder zu öffnen und mit mir in Blickkontakt zu treten. Durch bewusstes Ein- und Ausatmen sollte er wieder ganz im Hier und Jetzt ankommen.

Ich stellte noch einmal die Altersfrage, um zu überprüfen, ob Christian mit seiner Wahrnehmung noch in der recht früh entstandenen Angstsituation war oder bereits wieder im Hier und Jetzt.

C: Wie alt sind Sie jetzt, Christian?
K: 40 Jahre, wieso?
C: Alles gut.

Diese Angst, Christian, ist nur ein Teil von Ihnen, wie Hunde die da in Ihnen bellen, die müssen sie nicht alle auf einmal aus dem Käfig lassen, auch nicht heute. Sie können sie wieder in den Käfig geben und einen nach dem anderen herauslassen.

Christian war einerseits begeistert, andererseits ein wenig überrascht, wie viel da sichtlich in ihm brodelte, dachte er doch, mit ein oder zwei Entspannungsübungen sind diese Unsicherheit und das lästige Schwitzen sozusagen „erledigt".

C: Die Körperhaltung, die Sie in der Angstsituation eingenommen hatten, glich der eines Embryos, wenn er Gefahr wahrnimmt. Was wissen Sie über Ihre Zeit im Bauch der Mutter?

Christian erzählte, dass er das einzige Kind eines Ärzte-Ehepaares ist. Seine Eltern hatten sich definitiv gegen Kinder und für die Karriere entschieden. Als Christians Mutter dann überraschend doch schwanger wurde, wollte sie das Kind abtreiben lassen. Die klare Entscheidung gegen das Kind, kann ein Ungeborenes in jeder seiner Körperzellen spüren.
Die Mutter ging zu einem befreundeten Kollegen, um den Eingriff, damals illegal, vorzunehmen. Dieser Abtreibungsversuch missglückte und musste abgebrochen werden. Die Mutter bekam Blutungen, blieb jedoch schwanger und Christian überlebte.

In der Pränatal-Forschung ist längst bewiesen, dass der ungeborene Fötus alles um sich herum wahrnimmt. Christian hatte damals sehr wohl gespürt, dass es um **Sein oder Nichtsein**, um **Sieg oder Niederlage**, um sein Leben oder seinen Tod ging. Er hatte Todesangst und konnte nichts dagegen tun.
Diese angstbesetzte Erinnerung ist im Zellgedächtnis von Christian gespeichert.
Immer dann, wenn der erwachsene Christian sich in ähnlichen Situationen befand, beruflich oder am Tennisplatz, immer

dann, wenn es wieder um **Sieg oder Niederlage** ging, erinnerte sich sein Körpergedächtnis an den damaligen Überlebenskampf und brachte Christian ins Schwitzen.

Ich schlug Christian vor, dass er sich in der nächsten Zeit bewusst auf diesen kleinen Christian in ihm einlässt, soweit es ihm möglich wäre. Immer dann, wenn sich diese Angst meldete, sollte er sich bewusst machen, dass es sich um die **Angst des kleinen Christians von damals** handelt, und dass es diese alte, traumatische Erfahrung von früher ist, die den großen Christian dann so ins Schwitzen bringt.
Christian war von den Zusammenhängen DAMALS und JETZT fasziniert und sie machten absolut Sinn für ihn, auch seine bisherigen Reaktionen verstand er nun besser. Sehr dankbar war er dafür, diese Bombe, wie er es nannte, etappenweise zu entschärfen und wir vereinbarten einen weiteren Termin.

Folgetermin Christian

K: Ich möchte gerne dort weitermachen, wo wir letztens aufgehört haben. Das Schwitzen ist übrigens um die Hälfte weniger geworden, faszinierend.

Ich bat Christian wieder auf der Matratze Platz zu nehmen, tief ein- und auszuatmen, die Augen zu schließen und jene Körperhaltung einzunehmen, die für ihn am angenehmsten war.

C: Du gehst auf der Zeitachse zurück, immer weiter zurück lieber Christian und noch weiter zurück zum ganz, ganz kleinen Christian, der da gerade Platz genommen hatte im Bauch der Mama. Der Kleine, der so viele Ängste gespürt hat, so viel Bedrohung um ihn herum, nirgends fühlte er sich sicher, überall diese Angst, dass er nicht bleiben darf, dass er es nicht überleben wird.

Christian reagierte relativ schnell, er wurde kurzatmig und begann zu schwitzen.

C: Kannst Du als Erwachsener den kleinen Christian wahrnehmen?

K: Ja.

C: Wie geht es dem kleinen Christian?

K: Nicht gut, er ist völlig durchgeschwitzt, zittrig, ganz unruhig, er hat Todesangst und er zittert am ganzen Körper.

C: Kannst Du ein paar Worte an ihn richten?

K: Ich? Ja.

C: Schau ihn an, den kleinen Christian und sage ihm:

„Hallo kleiner Christian, ich sehe Dich und Deine Angst und ich kenne diese Gefühle gut.
Immer, wenn es um mein berufliches oder sportliches Überleben geht und die Angst und das Schwitzen kamen, hast Du Dich gemeldet, kleiner Christian. Ich konnte dann gar nicht mehr handeln, so sehr hat mir das als Erwachsener zugesetzt. Wie muss es Dir erst als ganz kleines Wesen damit gegangen sein? Es muss ganz schlimm für Dich gewesen sein. Du bist mir sehr wichtig und deshalb bin ich jetzt zu Dir gekommen."

C: Wie kommen diese Worte beim kleinen Christian an?

STILLE

Christian begann zu weinen. Ich ermunterte ihn, sich die Zeit zu nehmen, die er braucht, und wenn er wieder bereit ist, mit dem kleinen Christian in Verbindung zu treten, sollte er mir mit Kopfnicken ein Zeichen geben.

K: Diese Worte haben so gut getan, dass ich ganz berührt war, weil sie genau meiner inneren Wahrheit entsprechen.
C: Wie kommen die Worte beim kleinen Christian an?

K: Er ist ein wenig irritiert und überrascht, aber auch ein wenig auf der Hut.

C: Sag zu ihm: Ich weiß, das ist ganz neu für Dich ist, dass jetzt jemand da ist. Für mich ist es auch neu. Dennoch, ich bleibe kleiner Christian. (Christian nahm einen tiefen Atemzug und sein Körper wirkte etwas entspannter.)

C: Wie geht es ihm jetzt, dem kleinen Christian?

K: Gut. Er fühlt sich nicht mehr alleine und nicht mehr so im Stich gelassen.

C: Gibt es etwas, das er brauchen würde?

K: Ja, Sicherheit und Geborgenheit.

C: Kannst DU ihm diese Sicherheit und Geborgenheit geben?

K: Natürlich, das kann ich!

C: Wie könntest Du das machen, hast Du eine Idee?

K: Indem ich ihn zu mir nehme und ihn festhalte.

C: Sehr gut, dann nimm jetzt bitte den kleinen Christian ganz zu Dir und sage ihm: Bei mir bist Du sicher. ICH schaue ab jetzt gut auf Dich, alles ist in Ordnung, ich beschütze Dich.

C: Wie geht es dem kleinen Christian damit?

K: Sehr gut, er wird immer ruhiger und ruhiger.

Christians Mund und seine Augen strahlten, trotz geschlossener Augen. Er nahm zwischendurch ein paar tiefe Atemzüge und meinte schmunzelnd:

„Ich habe ihn jetzt gebadet und die ganze Todesangst von ihm abgewaschen. Er ist nun eingewickelt und schläft gleich ein."
Christians Atem wurde immer ruhiger und sein Körper wirkte sehr entspannt.

Plötzlich riss er seine Augen auf und starrte mich an.

C: Was ist jetzt passiert?

Christians Emotionen peitschten noch einmal sehr hoch und er äußerte Bedenken, diesen ruhigen, friedlichen Zustand möglicherweise nicht halten zu können und das machte ihm Angst.

C: Wer hat Angst? Der große oder der kleine Christian?

K: Ich weiß es nicht. Beide?

C: Christian, wer hat Angst, dass diese Gefühle der Geborgenheit jetzt einmalig waren? Der kleine oder der große Christian?

K: Der kleine Christian.
(Seine Antwort beruhigte ihn sichtlich SELBST).

C: Genau. Das ist auch verständlich Christian und darf sein. Seit Du im Bauch Deiner Mutter angedockt bist, musstest Du um Dein Leben fürchten und konntest nie wirklich entspannen und sicher sein. Auch jetzt nicht, wo Du längst geboren warst. Sobald es um Dein Überleben in der Firma oder beim sportlichen Wettkampf ging, wurde diese alte Angst in Dir sofort wieder aktiviert.

Der kleine Christian wurde in jeder ähnlichen Situation, die von außen getriggert wurde, immer wieder retraumatisiert (innere Programme wie „ich muss kämpfen", „es geht um Leben oder Tod") ließen ihn diesen Überlebenskampf immer wieder durchleben.

Nun ist dieser kleine Christian erstmals für Dich spürbar und darf sich in Sicherheit wiegen, er kann durchatmen, entspannen und sogar einschlafen, während der Große auf ihn schaut. Da ist es doch verständlich, dass der kleine Christian diesem Frieden noch nicht so wirklich traut.
Sage bitte abschließend zum kleinen Christian:

„Ich verstehe Deine Angst und auch Deine Bedenken, kleiner Christian.
Das ist noch ganz neu für Dich und ich verspreche Dir, ich gebe Dir die Zeit, die Du brauchst, um mir ganz vertrauen zu können."

Christian atmete tief und entspannt aus.

C: Ich zeige Dir etwas Christian

Ich stellte mich vor Christian hin, ballte meine Hände zu Fäusten und klopfte abwechselnd mit linker und rechter Faust auf die Mitte meines Brustkorbes.

C: Woran erinnert Dich das?
Christian lächelte verschmitzt und meinte: „An King-Kong".

C: Ganz genau. King-Kong macht das intuitiv. Durch Klopfen der Thymusdrüse, die in der Mitte des Brustkorbes, hinter dem Brustbein liegt, werden unsere Widerstandskräfte aktiviert und unser Energielevel gesteigert. Du klopfst diesen Bereich des Thymus als Hausübung und wiederholst dabei folgende Sätze:

„Ich bin der große Christian und ich bin jetzt da für Dich, kleiner Christian.
Ich bin da und ich bleibe bei Dir.
Bei mir bist Du sicher."

Nachdem der Klient die Sätze wiederholt und währenddessen immer wieder den Thymuspunkt geklopft hatte, nahm er immer wieder lange Atemzüge. Er hatte einen äußerst friedlichen Gesichtsausdruck und ich fragte ihn, wie es dem kleinen Christian nun ginge.

K: Er ist eingeschlafen (flüsterte Christian ganz leise, als ob er ihn nicht aufwecken wollte).

C: Und wie geht es dem großen Christian dabei?

K: Herrlich! Zwar ein wenig erschöpft, doch angenehm erschöpft und mit einer inneren Ruhe und Sicherheit, die mir bis dato unbekannt waren.

C: Atme noch einmal tief ein und aus und während Du atmest, lasse den kleinen, schlafenden Christian in Dir wie im Zeitraffer langsam wachsen, bis er so groß und so alt ist wie Du jetzt bist. Mit jedem Atemzug darf der kleine Christian in Dir wachsen. Je größer er wird, umso mehr dürfen auch Deine innere Ruhe und Dein Gefühl der Sicherheit immer größer in Dir werden, bis sie jede Deiner Körperzellen durchdringen. Dein ganzer Körper spürt vom Scheitel bis zur Sohle diese tiefe Ruhe, diese Sicherheit und die Geborgenheit, so dass Du als Ganzes zu dieser Ruhe, dieser Sicherheit und Geborgenheit wirst.

C: Wie fühlt sich das jetzt an?

K: Mir fehlen die Worte. Ich bin ganz eins mit mir selbst und fühle mich total sicher und (Christian schmunzelte wieder) ich wäre auch gleich eingeschlafen.

C: So soll es sein, danke Christian.

Sobald du Dir vertraust,
sobald weißt Du zu leben.

(Johann Wolfgang von Goethe)

Mögliche Symptomatik von Kindern, die unerwünscht waren

Bindungslosigkeit und gleichzeitig Verlassenheitsängste, Unfähigkeit, jemandem zu vertrauen, Vernichtungsängste, teilweise auch selbstzerstörerische Tendenzen, wenig Zugang zur eigenen Identität (erfüllen oft die Ziele und Wünsche der Eltern, ohne dass sie wissen, wer sie selbst sind,) vermehrtes Anlehnungsbedürfnis, immer wieder das Grundgefühl „falsch" zu sein oder ohnehin alles falsch zu machen. Solche Menschen haben auch oft das Gefühl, immer wieder um ihren Platz, ihre Existenz kämpfen zu müssen.

Hier ist eines meiner Lieblingszitate:

*Wir können die Vergangenheit nicht ändern,
aber deren Auswirkungen auf die Zukunft
(Virginia Satir)*

So wie beim Beispiel von Christian. Er kann es nicht ungeschehen machen, was damals passiert ist. Was er jedoch tun kann, ist, die Folgen zu ändern, indem er ab sofort ganz anders mit solchen Situationen umgehen kann.

ICH – MEIN STÄRKSTER GEGNER

Ein bekannter Tennisspieler sagte einmal:
„Wenn ich im Einzel am Platz stand, kämpfte ich immer gegen zwei – meinen Gegner und mich selbst."

Dieser Kampf gegen uns selbst, kann sehr energieraubend sein, noch mehr, wenn er uns nicht einmal bewusst ist. Hier sprechen wir von sogenannten **Selbstsabotagen**.
Ich, oder Anteile von mir, sabotieren mich selbst, arbeiten sozusagen gegen mich, ohne, dass es mir bewusst ist.
Stell Dir vor Du hast ein Haus. **DU** bist dieses Haus. Und in Deinem Haus hast Du verschiedene Räume. Wenn Du Handwerker holst (Therapeuten, Kinesiologen, Masseure etc.), die Dein Haus renovieren, dann ist es wichtig, BEVOR sie beginnen, darauf zu achten, dass Dein Haus auf einem stabilen Fundament steht und nicht auf Treibsand.
Wenn unbewusste Blockaden/Selbstsabotagen (der Treibsand) einen Lösungsansatz immer wieder verhindern oder mindern, ist alle Mühe, aller Einsatz oftmals umsonst oder nur von kurzer Dauer.

Durch das kinesiologische Austesten möglicher unbewusster Sabotagen (meist VOR einer Sitzung) prüfen wir, ob das Fundament auch wirklich stabil ist.

Hier arbeiten wir mit drei Grundbereichen:

1. Willst Du wirklich **erfolgreich** sein?
2. Willst Du wirklich **glücklich** sein?
3. Willst Du wirklich **gesund** sein?

Sind diese Selbstsabotagen vorhanden, können sie diese wichtigen Aspekte unseres Lebens, wie Erfolg, Glück und Gesundheit, dauerhaft beeinträchtigen.
Woran erkennt man solche Sabotagen? Oft gibt es Bereiche, in denen immer wieder etwas schief läuft und es scheint, dass es trotz aller Bemühungen einfach nicht klappen will, als ob wir uns SELBST im Weg stehen. Auch wenn wir scheinbar davon überzeugt sind, gesund, glücklich oder erfolgreich sein zu wollen, „provozieren" wir durch unser unbewusstes inneres Bild über uns selbst, oft genau das Gegenteil.
Wie können sich solche Sabotagen bei Menschen zeigen?
Sie lehnen gute Angebote ab, verpassen Chancen, kommen zu spät zum Vorstellungsgespräch oder zu einem wichtigen Termin. Sie können die Gunst der Stunde nicht erkennen und auch nicht zu ihrem Vorteil nutzen. Ort, Uhrzeit, Datum, Umstände, Mitmenschen passen nicht, sie finden immer wieder Ausreden, warum es doch nichts für sie ist, warum es zur Verspätung kam oder sie gar darauf vergessen haben oder ziehen Ereignisse, Personen etc. in ihr Leben, die das Erreichen des Zieles ständig scheitern lassen.

Im schlimmsten Fall suchen sie sich aktiv negative Rahmenbedingungen aus, um einen Grund zu haben, weshalb sie wieder scheitern und es doch nicht schaffen. Sie finden dann auch Ausreden, wie:

„Es sollte wohl nicht sein",
„Es hätte mich auch gewundert, wenn es bei mir klappen würde",
„Es ist wahrscheinlich doch nicht das Richtige für mich", usw.

Diese Vorgänge laufen tief **unbewusst** ab!

Natürlich will diese Person glücklich sein, aber ein Teil in ihr will es eben nicht und zieht daher immer wieder „falsche Partner", Probleme oder andere Hindernisse an. Im Prinzip sind diese „falschen Partner" genau die „richtigen", um einerseits dieses negativen Glaubensmuster (wie z. B. ich verdiene es gar nicht glücklich zu sein) aufrechtzuerhalten und andererseits sind diese „falschen Partner" auch optimale Spiegel, an denen ein Mensch wachsen kann, sofern er sich damit auseinandersetzt und hinterfragt, warum solche Situationen immer wieder ihm passieren.

Vielleicht …
… weil die Mama mit Dir ungewollt schwanger wurde und durch Dich dadurch an einen Mann gebunden war, den sie gar nicht wollte. Nur wegen Dir musste sie bei diesem Mann bleiben und hat wegen Dir auf ihr Glück verzichtet. Also könnte tief innerlich folgendes Programm ablaufen:

„Ich verdiene es, nicht glücklich zu sein."

Auch wenn diese Person im Außen (im Kopf, Verstand) glaubt, dass sie glücklich sein möchte und äußerlich ganz viel dafür tut (Kontaktanzeigen, Partys), im Innersten ist sie davon überzeugt, dass sie es gar nicht verdient, glücklich zu sein.

Die Mama musste einen zu hohen Preis bezahlen und das Kind (wenn auch schon längst erwachsen) sucht nach Ausgleich, um diese vermeintliche Schuld zu begleichen und daher selbst auf das eigene Glücklichsein zu verzichten.

Diese Selbstsabotagen können ebenfalls über den kinesiologischen Muskeltest gefunden und mittels Klopftechnik oder Elementen der Aufstellungsarbeit gelöst werden, denn …

*Wer will,
findet Wege,*

*wer nicht will,
findet Gründe.*

AUGEN ZU UND DURCH
oder
DAS LÄSTIGE VERKAUFSGESPRÄCH

Silvia, 36 Jahre, Bankangestellte

K: Ich komme dieses Mal mit einem ganz anderen Anliegen als sonst. Es ist weder körperlicher, noch emotionaler Natur.

C: Ok! Gibt es noch etwas anderes?

K: Ja, es geht um meine Arbeit in der Bank. (Die Klientin seufzte tief.)

Ich fühle mich sehr wohl in der Bank und bin auch gerne mit Leuten zusammen. Wir haben ein wunderbares Betriebsklima, es würde alles passen. Nur (sie atmete schwer), es geht um dieses blöde Verkaufsgespräch.
Ich hasse es! Ich bin keine Verkäuferin!

Sonst würde ich ja im Einzelhandel arbeiten. Ich bin jedes Mal so unsicher und habe das Gefühl, dass ich alles verbocke, das ist echt zermürbend.

C: Schließe bitte einmal Deine Augen, setze Dich entspannt hin, atme tief ein und aus und spüre einmal nach, wie es Dir dabei geht, wenn Du an so ein Verkaufsgespräch denkst. Was nimmst Du wahr, wie fühlst Du Dich dabei? Lass Dir Zeit und beschreibe mir bitte laut, was dabei in Dir an Gedanken und Gefühlen so abläuft.

Silvia setzte sich bequem hin, nahm noch einen Schluck Wasser und schloss ihre Augen. Sie ließ sich auf den Prozess ein und begann dabei zu erzählen:

Also ich bin auf meinem Platz beim Schalter. Da ist die Welt noch in Ordnung. Dann kommen die Kunden auf mich zu und ich weiß, dass es jetzt um ein Verkaufsgespräch geht.
Dann beginnt es schön langsam (Silvias Körper wurde unruhig und sie begann sich leicht zu winden, als suchte sie einen Ausweg aus dieser Situation.)
Am allerschlimmsten ist dann der Weg von meinem Platz weg in das eigens vorgesehene Beratungszimmer. Da wird die Angst ganz schlimm (Silvia hielt den Atem an). Da habe ich das Gefühl, ich schaffe es nicht, ich vermassle alles. Je näher ich diesem „Beratungskammerl" komme, umso kleiner und schwächer werde ich.

C: Wirst Du das wirklich Silvia?
K: Nein, aber ich fühle mich so. Das ist total unangenehm.
C: Was ist Dein Wunsch? Wie würdest Du Dich stattdessen gerne fühlen?
K: Groß und stark und mit dem Gefühl, dass ich es schaffe.

Über den kinesiologischen Muskeltest zeigte sich das Gefühl **orientierungslos.**

C: Was verbindest Du mit dem Gefühl **orientierungslos**?
K: Das ist genau dann, wenn ich ins Beratungszimmer gehe. Da bin ich völlig **orientierungslos**. Mir fehlt dann komplett der Plan, ich weiß nicht wie und wo ich anfangen soll, ob ich es schaffe oder nicht und noch dazu die Angst, wenn ich da erst mal drinnen bin, im Beratungszimmer, ich komme da nicht mehr heraus. Da führt kein Weg mehr zurück.
Ich kann ja nicht einfach weglaufen (Silvia lachte kurz über sich selbst). Auch wenn ich jetzt darüber lache, da ist mir zum Weinen zumute. Sobald ich dort einen Fuß hineinsetze, ist es geschehen um mich. Oh mein Gott!

Die Klientin setzte sich plötzlich auf und war ganz berührt, Tränen liefen über ihr Gesicht und sie bat mich um ein Taschentuch.

Dann setzte Silvia fort:
Diese Orientierungslosigkeit, die kenne ich auch noch von den Panikattacken, die ich vor einigen Jahren hatte. Das war genauso. Ich konnte weder in mein Auto einsteigen, noch in einen Zug oder schon gar nicht in ein Flugzeug.
Ich war in Wien und musste neun U-Bahnen abwarten, weil ich es einfach nicht schaffte, einzusteigen. Ich hatte das Gefühl, sobald ich drinnen bin, komme ich nicht mehr raus. Genauso geht es mir in diesem blöden Beratungszimmer mit den Verkaufsgesprächen. Der Stress beginnt, wenn ich mich auf den Weg mache, also in das „Beratungskammerl" hineingehe, verbunden mit dem Gefühl **orientierungslos**, wie ich da wieder herauskomme.

C: Gut Silvia, jetzt testen wir noch nach, wann Dein Körper in welcher Situation dieses Gefühl orientierungslos das erste Mal gespürt hat. Als Zeitpunkt zeigte sich **während des Geburtsvorganges**.

Dazu hatte Silvia einige Informationen von ihrer Mutter und so zeigte sich folgende Geschichte:

Die Klientin machte sich damals als Baby auf ihren Weg ins Leben, weg von der vertrauten Umgebung im Mutterleib. Mit jeder Wehe ging es ein Stück weiter. Silvias Mutter ging es während der Geburt nicht gut, es war die erste Geburt für die damals noch sehr junge Frau. Sie fühlte sich durch die Hebamme unverstanden, war angespannt, ängstlich und konnte dadurch ihr Baby auf dem Weg ins Leben nicht wirklich unterstützen.

Es war eine schwere Geburt und sie dauerte viele Stunden. Stunden, in denen sich das Baby fast im Alleingang durchkämpfen musste und dann schließlich blau und völlig erschöpft ans Ziel kam. Wenn sich Silvia nun von ihrem sicheren Platz hinter dem Schalter (Mutterleib) auf den Weg ins Besprechungszimmer begab, erlebte sie das unbewusst als Wiederholung des Geburtsvorganges. Es gibt kein zurück mehr, wie damals bei der Geburt. Es gibt auch keine Unterstützung vom Chef und den Kollegen, da muss sie alleine durch, genau wie damals als die Unterstützung der Mutter und der Hebamme fehlte.

Situationen wie das U-Bahn-Fahren, Zugfahren oder mit dem Flugzeug fliegen, haben sie unbewusst an die Gefühle im Geburtskanal erinnert, es bewegt sich etwas. Wie damals während der Wehen, ich kann es nicht steuern und habe Angst wie damals, nicht mehr herauszukommen (aus dem Geburtskanal, denn da gab es auch kein zurück mehr).

Die Klientin musste schmunzeln und erzählte, als sie damals diese Panikattacken hatte, schaffte sie es wochenlang nicht Zug oder

Auto zu fahren. Dann befand sie sich in der Situation, alleine spätabends in Wien zu sein, insgesamt neun U-Bahnen ließ sie fahren, ohne einsteigen zu können. Dann kam der Moment, in dem sie sich damals sagte: **„Entweder schaffe ich es jetzt oder ich sterbe dabei"** und stieg in die zehnte U-Bahn ein.

Damals konnte sie mit diesem Gedanken „Entweder schaffe ich es, oder ich sterbe" natürlich nichts anfangen. Nun, nachdem sich die Geburtsthematik gezeigt hatte, konnte sie eine Verbindung herstellen. Genau diese Gedanken musste die kleine Silvia damals schon gehabt haben, als weder von der Mama, noch von der Hebamme Unterstützung kam. Als sie dann schon ganz blau zur Welt kam, bestätigte der Arzt, dass es schon sehr knapp gewesen ist.

Ich bat die Klientin, es sich auf der Liege bequem zu machen.
C: Du schließt jetzt Deine Augen und atmest tief ein und aus. Jetzt begibst Du Dich als große Silvia auf eine Reise und Du kannst Dir jedes beliebige Transportmittel aussuchen.
K: Ich fahre mit einem Rad.
C: Welche Farbe hat Dein Rad?
K: Es ist rot.
C: Hell- oder dunkelrot?
K: Ein schönes dunkles Rot.
C: Gut, Silvia, mit diesem dunkelroten Fahrrad begibst Du Dich jetzt auf eine Reise.

Während Du so dahin fährst mit Deinem dunkelroten Rad, bemerkst Du, dass es ein ganz besonderes Rad ist. Mit diesem Fahrzeug kannst Du durch Raum und Zeit fahren.
(Silvia lächelte) Du radelst über 36 Jahre zurück, zurück zur kleinen Silvia, die gerade auf dem Weg ins Leben ist.

Bevor ich noch weitersprechen konnte, war die Klientin plötzlich ganz tief berührt.

C: Was berührt Dich jetzt so?
K: Das ist unglaublich, ich sehe mich, ich sehe echt die kleine Silvia, und ich habe es geschafft.
Ich habe es geschafft. Ich bin total glücklich. (Ich war selbst überrascht, wie lösungsorientiert die Klientin war, wollte ich doch gerade nachfragen, wo genau sie sich mit ihrem Rad zur Zeit befand … Sie war bereits bei der Geburt der kleinen Silvia. Den Klienten sollen wir immer dort abholen, wo er gerade ist. Also dann …)
C: Atme tief ein und aus und inhaliere dieses Glücksgefühl. Spürst Du es an einer bestimmten Körperstelle? Wenn ja, lege Deine Hand dort hin.
(Die Klientin legte ihre Hand auf ihr Herz.)

C: Lass dieses Glücksgefühl jetzt ganz groß werden, mit jedem Atemzug fließt es tiefer in Deinen Körper. Jede Körperzelle nimmt dieses Glücksgefühl, es geschafft zu haben, tief in sich auf. Du wirst als Ganzes zu diesem Gefühl des Glücks, es geschafft zu haben.

Die Klientin strahlte über das ganze Gesicht.

C: Wie fühlst Du Dich jetzt?
K: Glücklich, selbstsicher, stark.

C: Wenn Du Dir jetzt vorstellst, in der Bank zu sein, Du bist auf Deinem Schalter, es kommen Kunden auf Dich zu, wo Du weißt, dass sie jetzt ein Beratungsgespräch mit Dir führen möchten.

(Silvia grinste.)

C: Du nimmst die Unterlagen für das Verkaufsgespräch und begibst Dich mit ihnen auf den Weg ins Beratungszimmer. Wie geht es Dir dabei Silvia? Wie fühlst Du Dich?

K: Toll fühle ich mich, groß und stark.
Sie bricht in lautes Gelächter aus.

C: Was erheitert Dich so Silvia?
K: Ich habe mir gerade gedacht, nachdem ich DIE Geburt geschafft habe, ist dieses Beratungsgespräch echt ein Klacks!

Silvia nahm noch einen tiefen Atemzug.
K: Jetzt bin ich geschafft! Das war wirklich im wahrsten Sinne des Wortes eine „schwere Geburt".
Aber ich habe es geschafft und nur das zählt!

Tage später erreichte mich folgendes E-Mail:

Liebste Susanne!

Gestern war ich ganz schön fertig nach der Sitzung, so richtig erledigt. Um 20:00 Uhr habe ich bereits geschlafen.
ABER HEUTE!
Ich könnte Bäume ausreißen, ich fühle mich so unglaublich glücklich. Ich strahle über das ganze Gesicht seit ich die Augen aufgemacht habe. So überaus große Glücksgefühle in mir wie gestern nach meiner Geburt. Ich habe auch schon mit meiner Mama gesprochen, die hat mir bestätigt, dass es ganz genau so war, dass die Geburt total lange gedauert hat und, dass die Hebamme auch schon verzweifelt war, weil nichts weitergegangen ist. Es ist unglaublich, aber jetzt weiß ich auch, dass ich ALLES im Leben schaffe, ganz einfach schon deshalb, weil ich nun das Glücksgefühl kenne, wie es ist, etwas geschafft zu haben! So, ich geh' jetzt laufen und dann freue ich mich auf einen wunderschönen Tag und genau den wünsche ich Dir auch!

DANKE, DASS ES DICH GIBT,
Liebe Grüße Silvia

*„Niemals erwacht ein Wunsch in Dir,
ohne die Kraft ihn zu verwirklichen"
(Richard Bach)*

OLIVER, DER WANDERPOKAL

Olivers Mutter kam auf Empfehlung der Schuldirektorin.
Die Mutter von Oliver war ziemlich überfordert und ratlos, weil es niemand lange mit Oliver aushielt. Anfänglich passte die Oma auf ihn auf. Diese war aber dann, aufgrund ihres Alters und Olivers Wutausbrüchen, nicht mehr in der Lage dazu. Im Kindergarten und im Hort gab es auch immer wieder Probleme mit Olivers Verhalten, sodass er zweimal die Gruppe wechseln musste.

Nun gab es in der Volksschule Probleme, weil Oliver, wie die Lehrerin meinte, eine tickende Zeitbombe sei und ständig andere Kinder attackiere.

Ich arbeitete bei Oliver mit **Brettaufstellung**, der sogenannten Coaching Disc®:

In meiner Aufstellungskiste befinden sich auch hölzerne Bauklötze, Murmeln, Steine, Federn, Glassteine, Magnete und einiges mehr.

Ich sagte Oliver, dass er drei Symbole auswählen sollte.

Ein Symbol für Oliver, ein Symbol für die Mama und ein Symbol für den Papa.

Für die **Mutter** nahm er einen **kleinen schwarzen Kieselstein** und positionierte diesen am rechten Rand der Metallplatte. Für den **Vater** wählte er eine **dunkle Feder**. Diese legte er auf den anderen, linken Rand der Platte. Die Feder war so leicht, dass sie beim leichtesten Windhauch zwischendurch immer wieder vom Brett flog.

C: Für Dich Oliver brauchen wir auch noch eine Position.

Oliver stöberte in meiner Kiste, dann fragt er mich: „Kann ich auch etwas anderes nehmen?"

C: Gerne

Oliver stand auf, ging aus dem Praxisraum, der damals noch bei uns zu Hause war, und verschwand im Garten. Schließlich kam er wieder herein und trug einen Fußball vor sich.

C: Der **Fußball** steht für Dich**, Oliver**?
Oliver nickte.
C: Gut Oliver, dann lege ihn bitte auch auf die silberne Platte.

Der Fußball nahm in etwa drei Viertel der Brettfläche ein und ließ sich aufgrund seiner runden Beschaffenheit natürlich schwer platzieren. Er begann immer wieder zu rollen, fand aber keinen stabilen Halt.
Als die Mutter dieses Bild sah, begann sie zu weinen und sagte, fast schon ängstlich: „Genauso ist es, mein Sohn ist wie ein großer Ball, der mich als kleinen Kieselstein mit seiner Art und seinem Schreien überrollt. Mein Mann als Feder, das passt wunderbar, der ist nicht greifbar und nie da."

C: Oliver, Du hast Dich in Form des großen Fußballs in die Mitte platziert. Warum hast Du diesen Platz für Dich gewählt?

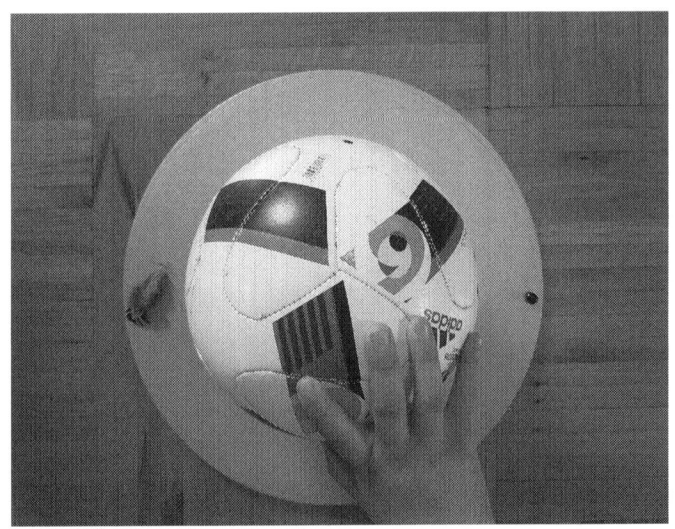

K: Da kann ich alle sehen und kann überall hin rollen.
Er rollte wütend den Ball immer wieder von rechts nach links über den kleinen Stein, der die Mutter symbolisierte, sodass deren Position vom Brett fiel. Dann rollte er über die Feder, die für den Vater stand. Diese flog ebenfalls vom Brett.)

C: Wie fühlt sich dieser Ball jetzt, Oliver?
K: Wütend.
C: Warum ist er wütend?
K: Weil ihn niemand mag und er nur alleine ist!
Der Junge nahm den Ball und schoss ihn wütend durch den Raum, da gerade ganz viel Schmerz in Oliver aufbrach!

Die Mutter wirkte noch verschreckter und ging im wahrsten Sinne des Wortes in Deckung.

Ohne viel nachzudenken, stand ich auf und umarmte den Jungen nach der Methode der Festhaltetherapie (Dr. Jirina Prekop). Ich umschloss ihn mit meinen Armen, um ihm dadurch jenen

Halt zu geben, den er so sehr zu suchen schien. Oliver schlug mit seinem Kopf gegen meinen Kopf und versuchte vehement sich aus dieser „Umklammerung" zu befreien.

Ich atmete selbst einige Male tief ein und aus, um ihn durch meinen Atemrhythmus ein wenig zu beruhigen (mich selbst natürlich auch, da ich das schließlich nicht täglich mache).

Ich sagte zu Oliver laut und bestimmt:

„Ich bin da! Ich bin da, Oliver!"

Er strampelte vorerst wild herum und konnte sich kaum beruhigen.

„Ich bin da Oliver und ich halte es aus. Ich halte Deine Wut aus!", sagte ich ihm immer wieder vor.

Mein Adrenalinpegel stieg schlagartig an und ich hatte damit zu tun, Oliver liebevoll, aber bestimmt Halt zu geben, ohne ihn dabei körperlich zu verletzen.

Oliver schrie: „Niemand ist da, geh weg!"

C: ICH bin jetzt da Oliver und ich bleibe.

Olivers kleiner Körper stemmte sich immer wieder gegen meinen und er versuchte sich aus meiner Umarmung zu befreien. Er hielt kurz inne, rang nach Luft um seine Kräfte zu sammeln und versuchte es erneut. In solchen Prozessen verliere ich jegliches Gefühl für Zeit und Raum. Ich war einfach nur da und hielt ihn.

Der Sinn dahinter ist es, dem Kind (kann auch bei Erwachsenen angewendet werden) Halt zu geben und mögliche Bindungsstörungen auszugleichen. ... Und plötzlich kam dieser magische Moment ...

Dieser Moment,
in dem Oliver es einfach zuließ,
er sich zuließ,
er seinen Schmerz zuließ,
er seine Bedürftigkeit zuließ,
er seine Verletzlichkeit zuließ.

Als würde ein Staudamm brechen, wie ein tosender Schwall, brach es aus Oliver heraus. In seinem Schluchzen lag so viel Schmerz, dass ich selbst berührt war und mit meinen Tränen zu kämpfen hatte. (Auch das darf sein.)

Oliver war völlig durchgeschwitzt. Tränenverschmiert schmiegte er sich schließlich an mich.

Die Mutter konnte ich währenddessen nicht immer beobachten, da für mich der Junge oberste Priorität hatte. Vor allem wäre es kontraproduktiv gewesen, wenn ich die Aufmerksamkeit während dieses tiefen Prozesses von ihm abgewandt hätte. Diesen Jungen, der scheinbar nirgends Halt bekommen hatte, in einer so wichtigen Situation, in der er sich mit seinem Schmerz zeigte, wieder alleine zu lassen, könnte ihn möglicherweise retraumatisieren. Sprich, das Trauma und die damit verbundene Erfahrung (ich bin allein, niemand ist für mich da) noch verstärken.

Da ich eine persönliche Verbindung zu diesem Jungen habe und er selbst es war, der nach unserer ersten, zufälligen Begegnung außerhalb der Praxis, unbedingt zu mir kommen wollte, habe ich diese Elemente aus der sogenannten Festhaltetherapie angewendet. Mein Verstand hätte mir gesagt, arbeite herkömmlich mit ihm, wer weiß, wie er darauf reagiert. Mein Gefühl hat mich jedoch intuitiv handeln lassen und es war wichtig und richtig für Oliver.

Zurück zu der Sitzung von Oliver:

Die Mutter schien aus ihrer Starre aufgewacht zu sein und war sehr berührt. Es fiel kein einziges Wort. Sie wirkte unsicher, aber längst nicht mehr so ängstlich und hilflos wie zuvor. Wortlos kommunizierten wir über die Augen miteinander. Sie schien mich zu fragen, ob sie Oliver, ihr Kind, berühren durfte.

Nach meinem Nicken näherte sich ihre Hand vorsichtig dem Kopf des Burschen und zaghaft begann sie ihn zu streicheln. Oliver zuckte kurz zusammen.
Vielleicht, weil er nicht darauf vorbereitet war – vielleicht weil er es von seiner Mutter nicht kannte und diese Art der Berührung neu für ihn war. Die Mutter war kurz irritiert und hielt inne. Ich ermunterte sie durch wiederholtes Zunicken „dran zu bleiben", was sie auch tat und Oliver ließ es zu.

Nach einiger Zeit, je mehr Mutter und Kind miteinander in Verbindung kamen, folgte ich dem Impuls, meine Umarmung mit Oliver zu lösen, was auch für den Burschen jetzt passend war.

Die Mutter nahm ich zusehends stärker und präsenter wahr.
C: Oliver, wenn Du möchtest, kannst Du Dich aufsetzen oder Dich auch zu Deiner Mama legen. Alles was Du möchtest und Dir gut tut, ist in Ordnung.

Zu unser beider Erstaunen legte er seinen Kopf in den Schoß seiner Mutter, die tief berührt war und mit den Tränen kämpfte. Es breiteten sich Gefühle von Frieden und Ruhe im Raum aus und auch Olivers Gesicht hatte sich verändert. Es fühlte sich an, als ob Oliver im wahrsten Sinne des Wortes langsam ankommen würde.

Ohne darüber nachzudenken, sagte ich zur Mutter:
„Das war jetzt eine heftige Geburt."

Sie starrte mich mit großen Augen an und sagte: „Sie wissen gar nicht wie recht Sie damit haben", und erzählte Olivers Geschichte:

Sie hatte, hochschwanger mit Oliver, einen Autounfall und der kleine Bursche musste aufgrund von Blutungen per Notkaiserschnitt vorzeitig geholt werden. Der kleine Oliver kam sofort weg von seiner Mama und wurde auf die Frühchen-Station des nächst gelegenen Krankenhauses gebracht. Die Mutter musste sich selbst erst von den Folgen des Unfalles erholen und hatte Schuldgefühle, weil sie nicht für ihr Baby da sein konnte. Sie wurde in einem anderen Krankenhaus versorgt.
Als Mutter und Kind dann endlich nach Hause durften, kämpfte die Mutter mit einer depressiven Verstimmung, mit Ängsten und den körperlichen Nachwirkungen des Unfalles. Auch die Ehe lief nicht gut und der Vater war selten zu Hause.
Der kleine Oliver hatte von Beginn an keinen wirklichen Halt, wie der rollende Fußball auf der Metallplatte zeigte.
Das alles war zu viel für die Mutter und so gab sie Oliver ein paar Monate zur Großmutter, nicht weil sie ihn nicht liebte, sondern weil sie mit sich selbst, ihrer Ehe und ihrem eigenen Leben vollkommen überfordert war. Sie wollte, dass zumindest Oliver gut versorgt war.

Aus Olivers Sicht, der schon frühzeitig ums Überleben kämpfen musste, von der Mutter sprichwörtlich herausgerissen und sofort weg in ein anderes Krankenhaus gebracht wurde, ein äußerst dramatischer Start ins Leben.
Auch danach bekam er weder bei der Mutter, noch beim Vater, den für ein Kind so wichtigen Halt.

All seine Gefühle, die Trauer, der Schmerz, das Alleinsein – es war niemand da, Oliver musste alleine damit zurechtkommen. Er trug es Jahr um Jahr mit sich herum. Mit jeder Situation, in der er sich unverstanden fühlte, und weitergereicht wurde, weil die Oma, die Kindergartenpädagogin, die Babysitterin mit ihm nicht zurecht kamen, stieg auch seine Wut. Immer mehr Wut staute sich in ihm auf, wie eine Lawine, die immer größer wurde und nicht mehr aufzuhalten war, die alles unter sich begrub, wenn sie einmal losgetreten wurde.

Je größer seine Wut und seine Aggressionen waren, umso mehr waren natürlich die Pädagogen im Kindergarten und in der Volksschule überfordert, weil es auch nicht zu deren Aufgaben zählt, dieses Trauma, welches da in Oliver schlummerte, zu lösen.

Diese Sitzung war vor ca. 14 Jahren. Oliver kam zwei Jahre lang immer wieder zu mir. Seine Mutter nahm ebenfalls Therapie in Anspruch. Einige Male war auch der Vater dabei, was Oliver besonders gut tat.
Sie besuchten zusätzlich einen befreundeten Psychotherapeuten und konnten viel für sich und die Familie lösen. Mittlerweile ist Oliver volljährig, hat eine Freundin, arbeitet ehrenamtlich beim Roten Kreuz und will Psychologie studieren. Schön, wenn es so gut weitergehen darf ...

Ich ertappe mich bei dem Gedanken, welche Geschichten, welches Leid wohl all die kriminell Straffälligen in sich tragen, all die Menschen, die jeglichen Halt und jeglichen Glauben in sich und die Welt verloren haben?
Niemand wird kriminell geboren!
Niemand steht gerne im Abseits.
Was hat sie wohl zu dem gemacht, wer oder was sie jetzt sind?
Welche Umstände haben dazu geführt?

CLARISSA UND DER VERTRAUENSBRUCH

Clarissa, 15 Jahre, kam mit ihrer Mutter zu mir.

C: Hallo Clarissa, was führt Dich zu mir?
Das Mädchen blickte zuerst zur Mutter und danach auf den Boden.
Die Mutter ergriff das Wort und fragte, ob es in Ordnung ist, wenn sie es mit ihren Worten erzählt. Die Tochter stimmte erleichtert zu.

Mutter: „Es geht um Clarissas Einschlafproblem. Sie nervt uns alle sehr, vor allem jetzt im Sommer, denn sie muss immer alles dichtmachen."
C: Dicht machen?
Mutter: „Ja, vor dem Schlafengehen, es ist wie ein Zwang.
Sie muss die Türen zusperren, die geöffneten Fenster schließen, was aber bei dieser Hitze ein Horror für die ganze Familie ist. Dann überprüft sie noch, ob das Eingangstor zugesperrt ist. Sie macht alles dicht, weil sie sich sonst unsicher fühlt und nicht in Ruhe einschlafen kann.
Wir sind grundsätzlich alle sehr geduldig. Im Winter ist das ja noch erträglich, aber jetzt im Sommer, wo jeder unter der Hitze leidet, ist das nervig, wenn sie nicht nur in ihrem Zimmer, sondern auch in den anderen Zimmern und am Gang die Fenster geschlossen haben will.

Ich wollte sie einmal austricksen und habe die Fenster am Gang dann nach einer Stunde wieder aufgemacht. Als sie das bemerkt hatte, war sie fix und fertig. Es setzte ihr wirklich zu, also habe ich mir gedacht, es muss einen Grund dafür geben und es ist nicht einfach nur ein Spleen oder ein Machtspielchen. Meine Schwiegermutter meinte nämlich, dass wir uns alle von ihr auf der Nase herumtanzen lassen, aber das glaube ich eben nicht, denn sie leidet wirklich darunter."

Clarissa bestätigte die Aussagen ihrer Mutter und war auch kurz berührt, als sie hörte, dass ihre Mutter Clarissas Ängste sehr wohl ernst nahm.

C: Clarissa, was ist Dein Wunsch, Dein Ziel? Wobei kann ich Dich unterstützen?
K: Ich möchte, dass dieser Zwang aufhört. Dieser Zwang alles zu verriegeln, dicht zu machen. Es wäre schön, wenn die Fenster während ich schlafe auch offen bleiben könnten.

Die Mutter ergänzte: „Ja, da wäre uns allen geholfen!"

C: Clarissa, schließe bitte Deine Augen, atme tief ein und aus und stelle Dir folgende Situation vor: Es ist Abend, Du gehst in Deinen Schlafbereich und Du bemerkst, dass die Fenster offen sind. Was macht das mit Dir, wie fühlst Du Dich dabei?

K: Unsicher, unwohl, nicht sicher. Ganz unrund und ich habe Angst.

C: Angst wovor?

K: Ich fühle mich nicht sicher, nicht beschützt: Als ob mir was passieren könnte, wenn Türen oder Fenster offen sind. Das klingt vielleicht blöd, aber es ist halt so.

C: Bewerte es nicht, Clarissa, sage es so wie Du es Dir denkst. Wie fühlt es sich für Dich an, wenn Du schlafen möchtest, aber nicht sicher bist, ob nicht doch ein Fenster offen ist?

K: Es ist unheimlich. Ich bekomme einen schnelleren Herzschlag, ich bin nicht sicher und ich könnte, das ist blöd, ich könnte beim Fenster hinausrutschen.

Genau in diesem Moment, als Clarissa (für ihre Mutter und mich im Außen gut sichtbar) sich richtig zusammengekauert hatte, speicherte ich den Stress, den ihr alleine schon diese Gedanken machten, gleich im Sitzen, ein.

Es testeten mehrere Organe mit folgenden Gefühlen:

- **gebrochenes Vertrauen**
- **Angst, Unsicherheit**

Clarissa fand sehr schnell zu den Gefühlen eine Verbindung: **Ängstlich** und **unsicher** macht das Mädchen der Gedanke, dass nicht alles geschlossen, nicht dicht sein könnte, an Fenstern oder Türen.

Zu **gebrochenem Vertrauen** fragte ich Clarissa, was sie damit verbinden kann. Sie schaute zu ihrer Mutter, die mittlerweile auch berührt war und sagte: „Die Mama hatte mir versprochen, dass in der Nacht die Fenster zu bleiben und dann hat sie sie wegen der Hitze doch aufgemacht. Als ich in der Nacht auf die Toilette musste, habe ich das bemerkt und da war ich total enttäuscht von der Mama und bekam noch mehr Angst. Dann konnte ich gar nicht mehr einschlafen, da war mein Vertrauen zu meiner Mama gebrochen."
Die Mutter bestätigte, dass es nach dieser Situation noch schlimmer wurde.

Woher kamen diese Gefühle der **Angst**, der **Unsicherheit** und des **gebrochenen Vertrauens** bzw. wann wurden sie grundgelegt in Clarissas Körper?

Es stellte sich heraus, dass der Entstehungszeitpunkt **einige Stunden vor Clarissas Geburt** war.
Angst und Unsicherheit waren die Gefühle der kleinen Clarissa einige Stunden vor der Geburt.
Das **gebrochene Vertrauen** jedoch, war ein **übernommenes Gefühl**, es gehörte **Clarissas Mutter**.

Diese starrte mich mit großen Augen an, stimmte nickend zu und begann zu erzählen:

„Das darf doch nicht wahr sein! Ich weiß jetzt genau, worum es geht. Bei der letzten Untersuchung vor Clarissas Geburt, öffnete mir diese unsympathische Hebamme ohne es mir zu sagen den sogenannten „Pfropfen" beim Muttermund."
Das **Vertrauen** der Mutter zu ihrer Hebamme wurde dadurch gebrochen. Die kleine Clarissa im Bauch der Mama hatte bis dahin alles schön **dicht,** sie fühlte sich bis dahin sicher und geschützt, was nun abrupt beendet wurde.

Diesen Eingriff empfand das Baby damals so, als würde jemand in ihrer kleinen Wohnung, wo sie sich bis dahin sicher und geschützt gefühlt hatte, plötzlich ein Fenster, eine Türe öffnen. Auch die Mutter war darauf nicht vorbereitet gewesen.
Durch diesen Übergriff seitens der Hebamme wurde die kleine Clarissa unruhig, fühlte sich nicht mehr sicher in ihrer Behausung und die Geburt wurde dadurch eröffnet, obwohl sie noch Tage bis zum Geburtstermin gehabt hätte.

Die Verbindung zur Gegenwart: immer dann, wenn Clarissa sich schlafen legen wollte, brauchte sie das Gefühl der Sicherheit. Alles muss dichtgemacht werden. Durch die Pfropfentfernung damals, war es nämlich plötzlich nicht mehr dicht!
Beim Einschlafen konnte Clarissa dieses Sicherheitsgefühl nur dann erzeugen, wenn sie wusste, dass vorher alles im Außen

dichtgemacht wurde (Fenster, Türen, Tor zumachen). Diese Blockade war seit rund 15 Jahren in Clarissas Unterbewusstsein. Der Auslösreiz war eine Klassenfahrt. Hier verbrachten die Mädchen die Nächte in einem Mehrbettzimmer mit vielen Fenstern. Aufgrund der großen Hitze wurden alle Fenster in der Nacht geöffnet..

In Bezug auf solche Eingriffe, wie auch die Muttermundöffnung durch die Hand eines Arztes etc., habe ich auch erlebt, dass viele Menschen Angst haben, es könnte in der Nacht jemand zu ihnen ins Zimmer einsteigen oder sonst irgendwie in ihren Raum eindringen.

VERTRAUEN IST GUT, KONTROLLE IST BESSER

Bevor Roman (16 Jahre) Klient wurde, war seine Chefin bei mir und berichtete mir bereits über ihr Sorgenkind Roman, Mechanikerlehrling im Autohaus ihres Mannes. Ein äußerst sympathischer junger Mann, technisch interessiert, versiert und geschickt. Der einzige Wermutstropfen war Romans Kontrollzwang, durch den er fast jeden Handgriff doppelt machen musste.
Im Endeffekt benötigte er dadurch natürlich nicht nur mehr Arbeitszeit, sondern nervte auch seine Kollegen, die ihn als Mensch wohl schätzten, aber mit seinem Kontrollzwang sichtlich überfordert waren.

Roman kam mit seiner Mutter zu mir. Durch das Gespräch mit Romans Chefin war ich bereits vorinformiert. Nach einem kurzen Vorgespräch bat ich Roman, er möge seine Augen schließen,

bewusst ein- und ausatmen und sich gedanklich in eine Arbeitssituation versetzen, in der er genau das macht, was er immer machen muss: immer wieder nachsehen, nachkontrollieren, ob es auch wirklich passt, ob er auch nichts vergessen hat.
Ich fordere Roman dazu auf, mir zu erzählen, mit welchen Gefühlen er in solchen Situationen konfrontiert wird.

K: Ich bin bei einem Fahrzeug und ich erledige meine Arbeit.
C: Wie fühlst Du Dich dabei?
K: Ich fühle mich leicht, es geht mir gut, es macht mir Freude.
C: Was passiert weiter?
K: Meine Arbeit ist getan, ich bin mit dem Auftrag fertig
(Der Redefluss des Klienten wurde spürbar langsamer und er kam ins Stocken.)
C: Was nimmst Du jetzt wahr?
K: Ich sollte jetzt zum nächsten Fahrzeug gehen …

Roman schluckte und sprach nur zögerlich weiter.

C: Was ist jetzt da bei Dir?
K: Druck, Unsicherheit.
C: Unsicherheit worüber?
K: Unsicher, ob ich alles richtig gemacht habe, ob ich vielleicht etwas vergessen oder übersehen habe.

C: Was ist das Schlimmste, was passieren könnte, Roman?

Roman wirkte sehr angespannt.

K: Dass ich etwas übersehen habe, etwas vergessen habe, mir etwas entgangen sein könnte.

C: Und was wäre das Schlimmste, was dann passieren könnte, wenn Du etwas vergessen oder übersehen hättest?

Roman hatte die Augen immer noch geschlossen und begann seine Hände zu ringen. Er äußerte Herzrasen und atmete kürzer.

C: Was könnte im allerschlimmsten Fall passieren, Roman, wenn Du nicht nachkontrollierst? Sprich' es aus, auch wenn es Dir vielleicht noch so absurd vorkommt.

K: Das Schlimmste wäre, dass ich etwas übersehen habe und dann könnte vielleicht am Auto etwas defekt sein und dann könnte es wegen mir zu einem Unfall kommen! Vielleicht sogar jemand dabei sterben und ich wäre Schuld daran, weil ich etwas übersehen habe oder nicht aufmerksam genug war, bzw. nicht nachkontrolliert habe.

Roman brach in Tränen aus und schien SELBST nicht zu verstehen, worauf sich diese unerklärbaren Gedanken und Ängste begründeten. Er hatte oft seine Kollegen gefragt, ob sie diese Gefühle auch kennen. Diesen waren derartige Angstvorstellungen fremd. Das wiederum verunsicherte Roman noch mehr, ist es doch sein Kindheitstraum, Mechaniker zu werden.
Sollte das alles nun doch nicht möglich sein?
Würde er sogar über kurz oder lang seinen Job verlieren, wenn er diese Ticks oder was auch immer das war, nicht abstellen konnte?
Mit der Geduld der Mitarbeiter war es schon fast vorbei. Verständlich, weil Romans Kontrollwahn auch ihnen Zeit und Nerven kostete.

C: Ich kann Dir eines versichern Roman. Wenn Du das Gefühl spürst unbedingt nachkontrollieren zu müssen, eine Angst oder was auch immer, dann hat das auch seinen Grund. Es gibt für alles einen Grund, einen Hintergrund und wir können es gemeinsam herausfinden, wenn Du das möchtest.

Von dieser Angst etwas übersehen zu haben, sagte Roman, wolle er sich auf alle Fälle befreien, denn genau die zwingt ihn immer dazu, den letzten Arbeitsgang nicht abzuschließen sondern stets nachzukontrollieren, um auf Nummer sicher zu gehen.

Es testeten bei Roman folgende Gefühle:

**übersensibel
Mangel an Vertrauen
Angst vor Verantwortung**.

C: Roman, was sagen Dir diese Gefühle und in welchem Zusammenhang stehen sie für Dich in Bezug auf Deine Situation?

K: Also **übersensibel** heißt für mich, dass ich da innerlich so feinfühlig bin und immer genau darauf achte, dass ja alles passt, ich ja alles richtig mache. Hört sich ein Geräusch beim Motor verdächtig an, höre ich lieber drei Mal hin, um ja nichts zu übersehen. **Mangel an Vertrauen**, wenn ich entweder zum nächsten Arbeitsschritt übergehen sollte oder auch mit dem Auto schon fertig bin, kann ich nicht zur nächsten Arbeit übergehen, sondern da **mangelt es mir an Vertrauen**, ob ich das wirklich alles korrekt gemacht habe. Dann noch **Angst vor Verantwortung**. Dieses Gefühl ist ganz groß, weil ich die Angst habe, dass ich dann zur Verantwortung gezogen werde, wenn etwas passiert und, dass ich schuld bin. Meine Arbeit am Fahrzeug, ist ja eine immense Verantwortung und wenn ich versage, einen Fehler übersehe, trage ich dadurch die Mitschuld, wenn etwas passieren sollte.

Für Roman waren diese Gefühle eindeutig in seinem täglichen Arbeitsdilemma vorzufinden. Bei der Frage, wann diese Gefühle entstanden sind, bzw. ob es eigene oder übernommene Gefühle von Roman waren, zeigte sich, dass alle diese für Roman

so belastenden Gefühle gar nicht seine eigenen waren, sondern die übernommenen **Gefühle seiner Mutter**.
Außerdem stellte sich heraus, dass diese Gefühle nicht aus einer einmaligen Situation entstanden sind, sondern, dass es sich um eine sogenannte Musterverfestigung handelte. Musterverfestigung bedeutet, dass sich diese Gefühle über einen längeren Zeitraum aufgebaut und manifestiert haben. Dieser prägende Zeitraum war die **gesamte Schwangerschaft** von Roman.

Bevor ich weiter testen konnte, wurde ich durch das leise Schluchzen von Romans Mutter unterbrochen.

STILLE

C: Möchten Sie etwas dazu sagen?

Die Mutter war vor Roman mit Zwillingen schwanger. Im 8. Schwangerschaftsmonat verlor sie beide Kinder. Ein Mädchen und einen Jungen. Es gab viele Vorwürfe von Seiten der Ärzte, der Verwandten, dass die Mutter den Tod ihrer Kinder möglicherweise abwenden hätte können, wenn sie ihre Körpersymptome ernst genommen hätte und sich mehr geschont hätte.
Nur wenige Monate nach dem Tod ihrer beiden ersten Kinder wurde Romans Mutter wieder schwanger. Viel zu früh, wie sie erwähnte, da sie immer noch traumatisiert vom Verlust ihrer Zwillinge war. In Romans Schwangerschaft schwor sie sich, sollte alles ganz anders werden.

Unter Tränen berichtete die Mutter:
„Ich war so hysterisch in Romans Schwangerschaft! Ständig lief ich zum Arzt. Alles was ich in der ersten Schwangerschaft nicht getan hatte, übertrieb ich in Romans Schwangerschaft maßlos. Selbst wenn ich nur eine Magenverstimmung hatte oder einmal zu viel gegessen hatte, immer war da diese überdimensionale

Angst, ich könnte wie bei meinen ersten Kindern etwas übersehen und dann würde ich auch Roman verlieren."
Die Mutter war damals nach dem Verlust ihrer Zwillinge **übersensibel**, auf jede noch so kleine Störung des Wohlbefindens. Der **Mangel an Vertrauen** zeigte sich darin, dass sie weder dem Arzt und nicht einmal Gott mehr vertraute, denn der, sagte sie aus ihrem tiefen Schmerz heraus, hatte ihre Kinder damals auch nicht retten können. Aus **Angst vor Verantwortung**, dass sie wieder Schuld sei, wenn etwas passieren würde, wurde sie übersensibel und so war sie in dieser Spirale gefangen.
All diese Gefühle übernahm Roman 1:1 im Mutterleib.
Mamas Ängste wurden zu seinen Ängsten.

Wir arbeiteten mit dem Rückgaberitual an die Mutter. Roman packte in seinem inneren Bild alles, was nicht im gehörte ein: die ganze Angst seiner Mama von damals, den Kontrollzwang, den er die gesamte Zeit im Bauch der Mutter so intensiv gespürt hatte und diese große Angst, dass etwas passieren könnte. Nachdem er alles in die Kiste gegeben hatte, gab er es der Mutter wieder zurück.

Der Klient wurde noch zwei-/dreimal mit Klopftechnik begleitet und zusätzlich mit positiven Glaubenssätzen unterstützt. Nach den ersten beiden Sitzungen verringerte sich das Kontrollverhalten von Roman um die Hälfte. Großes Lob bekam er auch von seinem Chef und seinen Kollegen, die bald bemerkt hatten, dass sein Kontrollzwang weniger wurde und seine Arbeitsleistung dadurch wesentlich gesteigert wurde.

Roman: Mittlerweile hat sich das Kontrollverhalten auf ein Minimum reduziert, mit dem wir alle leben können. Ich „beherrsche" den Zwang, statt wie bisher, dass der Zwang mich „beherrsche".
Voller Freude berichtete er, dass ihn sogar sein Kollege einmal

erinnern musste, weil er auf die Kontrolle des Werkbuchs vergessen hatte.
Das wäre früher undenkbar gewesen.

Roman hat mittlerweile eine fixe Anstellung in der Werkstatt.

*„Wer etwas loslässt,
hat zwei Hände frei."*

(H. Walters)

WENN DER VATER MIT DEM SOHNE ...

Bei der nächsten Geschichte geht es um Altbauer Leopold und seinen Sohn, Jungbauer Leo. Beide hatten bereits im Warteraum Platz genommen.

Rein optisch machten sie keinen vertrauten Eindruck:

Leopold saß dort, mit hochrotem Kopf. Lag es an den 21 Stufen, die er zu unserer Praxis hinauf gehen musste oder brodelte bereits etwas in ihm? Jungbauer Leo saß so weit weg wie möglich von seinem Vater. Er war mit seinem Handy beschäftigt.
Ich bat die beiden zu mir herein und sie nahmen auch hier distanziert voneinander Platz.

Am Atem des Vaters bemerkte ich, dass seine Erregung wohl nicht nur an den vielen Stufen liegen konnte, denn sie setzte sich weiterhin fort.
Ich bot den beiden ein Glas Wasser an und machte in Ruhe

einen Schritt auf Leopold zu, indem ich ihn nach seinem Empfinden fragte.

Er rang mit den Worten, schaute abfällig zu seinem Sohn und meinte:
„Das müssen Sie ihn da fragen, ich weiß nicht, was das hier soll. Vielleicht wollen jo Sie mich auch nur entmündigen oder für verrückt erklären."

C: Wer sollte das tun?
Leopold: „Na mit Verlaub, Sie. Deswegen sind wir wahrscheinlich da."

Während Altbauer Leopold sprach, bemerkte ich, wie verzweifelt und fast schon resigniert Leo den Kopf schüttelte.

C: Ich kann Sie beruhigen. Das liegt weder in meiner Befugnis und schon gar nicht in meinem Sinn. Ich glaube auch vorweg nehmen zu dürfen, dass das nicht im Sinne Ihres Sohnes ist.

Leo blickte mich fast schon hilfesuchend an. Ich erwiderte seinen Blick und richtete meine Frage an ihn.

C: Was führt Sie zu mir Leo?

Als Leo seine Sicht der Dinge erzählen wollte, begann der Altbauer sich immer wieder laut zu räuspern. Je lauter er das machte, umso leiser wurde sein Sohn Leo mit seinen Ausführungen. Ich hielt Blickkontakt zu Leo und forderte ihn auf, mit mir im Dialog zu bleiben und er erzählte:

Von der Landwirtschaft und dem Weinbau, von den täglichen Streitereien und Bevormundungen seines Vaters. (Dieser versuchte immer wieder seinem Sohn ins Wort zu fallen.) Meine

Rolle glich der eines Kampfrichters zweier Gladiatoren. Es fielen auch einige unschöne Worte.

*Wenn Menschen nicht wissen,
wie sie sich nahekommen sollen,
dann streiten sie.*

(Virginia Satir)

Durch meine Präsenz und das richtige Coachingwerkzeug schaffte ich es den „alten Löwen" etwas zu bändigen und die beiden Streithähne auseinander zu halten.
Der Sohn meinte, dass er es dem Vater bis dato noch nicht gesagt hatte, es aber bereits mit seiner Frau abgesprochen ist und er sich jetzt bei mir Schützenhilfe holen wollte, um dem Vater zu sagen, dass er aus der Landwirtschaft aussteigen wird.

„Aussteigen?", schrie der Seniorlandwirt dazwischen,
„bist Du vollkommen wahnsinnig geworden?"

Ich machte einen kurzen STOPP!

C: Ich möchte Euch gerne rückmelden, was ich bis jetzt wahrgenommen habe:

Während Sie Leo, von der Landwirtschaft und dem Weinbau erzählt haben, habe ich sehr wohl das Strahlen, das Leuchten in Ihren Augen gesehen. (Der Junior schluckte.) Doch je mehr Sie von Ihren ständigen Streitereien und Bevormundungen erzählt haben, desto mehr sind Sie in Ihrer Körperhaltung verfallen und immer mehr Resignation machte sich breit.

Der Jungbauer ergänzte: „Nichts kann ich ihm recht machen! Er traut mir nichts zu! Jeden Handgriff erklärt er mir zehn Mal und dauernd glaubt er, dass ich nur Fehler mache!"

C: Leo, als Sie vom Ausstieg erzählt haben, habe ich gesehen, dass Sie mit Ihren Augen nach oben geschaut haben, als ob sie etwas suchen würden.
Jeder Blick, jede Geste sagt etwas über uns aus, und darüber was wir wirklich denken. Und wenn ich das deuten würde, so ist diese Entscheidung, die Sie anscheinend schon fix getroffen haben, keine Herzensentscheidung. Ist das richtig?
Leo blickte zu Boden und nickte.
Ich richtete meinen Blick zum Seniorbauern, mit Dank, dass er nun seinem Sohn die Möglichkeit gegeben hatte, seinen Standpunkt darzulegen und nun sei er, der Vater, an der Reihe. Dieser hatte sich mittlerweile etwas beruhigt und erzählte, dass er es nur gut meine und jedes Wort von ihm beim Sohn falsch ankommt. Er wollte ihm ja nur helfen aber seine Meinung sei anscheinend nicht erwünscht …
Während der Vater erzählte, schüttelte der Sohn resigniert den Kopf.
Ein Szenario, das die beiden seit Jahren betrieben und sie bis jetzt nicht wirklich weiterbrachte.

Der Jungbauer wollte es auf seine Art machen und reagierte fast schon allergisch auf jedes Wort des Vaters. Unbewusst sehnte er sich jedoch nach der Anerkennung durch seinen Vater.

Jungbauer Leo: „Der Vater will mir immer in jeder Einzelheit erklären, wie wichtig es in der Landwirtschaft ist, auf dieses und jenes zu achten und gerade im Weinbau bei den Trauben besonders aufzupassen. Und, und, und …!"

Ich fragte den Vater, wie es ihm damals als Sohn seines Vaters in Bezug auf die Landwirtschaft und das Miteinander ging. Das dürfte ein wunder Punkt gewesen sein ...

Der Altbauer holte tief Luft und sagte kurz und bündig: „Der Vater ist im Krieg gefallen, als ich noch ein Kind war." Danach presste er die Lippen aufeinander. (Ein Hinweis für mich, an der Stelle nicht locker zu lassen.)

C: Hätten Sie sich die Unterstützung Ihres Vaters damals gewünscht?

STILLE

Der Sohn wandte seinen Blick zum Vater und beobachtete ihn von der Seite.

Leopolds Augen wurden plötzlich feucht. Er presste seine Lippen aufeinander. Dann holte er ein Taschentuch aus seiner Hosentasche, wischte die Tränen weg und begann sich laut die Nase zu putzen.

Er rang um Fassung und versuchte dann wieder mit lauter Stimme von sich und seinen Gefühlen abzulenken, indem er fortsetzte:

Mein Vater konnte mir nichts mitgeben, weil ich noch so klein war. Ich musste mir alles durch Nachfragen beim Onkel oder bei den Nachbarn aneignen, oder durch eigenes Ausprobieren, das war nicht einfach damals.

Leo starrte seinen Vater verwundert an. So verwundbar und verletzt hatte er ihn scheinbar noch nie gesehen. Seine Stimme war zwar laut aber nicht so cholerisch wie vorhin.

Es schien, als begänne das Eis zwischen den beiden Männern zu brechen.

Es war ganz still im Raum und man spürte ganz stark die große Bedürftigkeit des Altbauern in seinem Innersten, deshalb wandte ich mich an ihn.

C: Wenn Sie da alles selbst ausprobieren mussten, wie ist es Ihnen damit gegangen?

Leopold: „Naja, nicht so gut. Ich bin oft gescheitert, habe viele Fehler gemacht, dabei natürlich auch Einbußen an Ernte und Geld hinnehmen müssen."
(Beim Wort Fehler sprachen die Augen von Sohn Leo beim Beobachten seines Vaters Bände. Das dürfte ihm neu gewesen sein, dass der Vater jemals Fehler gemacht hätte oder es gar zugibt.)

Ich bat die beiden Männer, die nun sichtlich ruhiger wurden, dass sie sich einander gegenüber setzen, um in Blickkontakt zueinander treten zu können.

C: Herr Leopold, ich bin jetzt eine Art Souffleuse für Sie und sage Ihnen ein paar Sätze, die Sie dann bitte zu Ihrem Sohn sagen. Wenn meine Worte Ihnen nicht gefallen, dann können Sie diese auch umformulieren.

Leopold nickte.

C: Dann wiederholen Sie jetzt bitte folgende Sätze:
Leo, es tut mir leid. Ich habe meinen Vater ganz früh verloren und keine Unterstützung gehabt. Das war ganz schlimm für mich und ich habe mir oft gewünscht, dass er da wäre und mir helfen könnte.

Leopold ergänzte: „Ja das stimmt, das hätte so vieles einfacher gemacht."

C: Ich habe mir geschworen, dass ich es anders machen werde. Und, dass ich es bei Dir, Leo, besser machen werde.
Ich habe viele Fehler gemacht Leo, mehr als ich zugeben möchte und davor wollte ich Dich bewahren. Ich bin nicht so fehlerlos wie Du vielleicht glaubst.
(Der Altbauer nickte beschämt, hielt aber dennoch mit Sohn Leo den Blickkontakt aufrecht.)
Ich habe es wirklich nur gut gemeint mit Dir und Dich mit meinen Ratschlägen überfordert.

Leopold rang mit seinen Tränen und fügte selbst hinzu: „Obwohl Du eh viel gescheiter bist als ich. Du hast schließlich Wieselburg abgeschlossen, im Gegensatz zu mir, ich habe es mir nur selber angelernt."

In den Augen des Vaters zeigte sich Scham, aber auch Einsicht und er blickte zu Boden.

(Es war ganz still und die Gesichtszüge von beiden entspannten sich zusehends.)

Ich ermunterte den Altbauern, dass er wieder in Blickkontakt mit seinem Sohn trat.

Leopold konnte seine Tränen nicht mehr zurückhalten, sie bahnten sich den Weg über sein rotes, faltiges Gesicht.
Leo schien mit dem Szenario etwas überfordert zu sein. Zuerst von den Aussagen und nun auch von den Emotionen seines Vaters. So hatte er ihn noch nie erlebt.

C: Halten Sie den Blickkontakt zu Leo und sagen Sie ihm:

Ich weiß Leo, dass Du eine tolle Ausbildung hast und Du Dir viel Wissen angeeignet hast. Ich selbst bin ohne Vater aufgewachsen und wollte Dir das bieten, was ich nie hatte – einen Vater der Dich unterstützt.

Leopold nickte zustimmend, vergrub sein Gesicht hinter seinen Händen und schluchzte laut auf: „Eigentlich braucht er mich ja gar nicht, ich will ihm immer helfen, dabei weiß er längst alles. Er ist viel geschickter als ich es jemals war."

Während Leopold weiter mit seinen Tränen kämpfte, legte der überraschte und ebenfalls emotional betroffene Sohn die Hand um seinen Vater. Dies wiederum berührte den Altbauern noch mehr und er konnte seinen jahrelang unterdrückten Emotionen freien Lauf lassen. Heilsam und lösend zugleich.

Hier kann man gut erkennen, wie leicht es passieren kann, dass wir unsere eigenen Geschichten, unsere eigenen Ängste über unsere Kinder stülpen. Sei es, dass wir in unserer Kindheit Probleme in der Schule etc. hatten. Diese Ängste projizieren wir dann unbewusst auf unsere Kinder, leiden bei deren Schularbeiten mit als wären es unsere eigenen oder bringen sie gerade deshalb ins Leiden, weil wir ihnen unbewusst unsere Ängste und Zweifel anlasten.

Statt uns um unsere eigene Bedürftigkeit, unser ICH und dessen Versagensängste zu kümmern, verschieben wir unser ICH mit unserem Leid, unseren Zweifel oft unbewusst auf unser DU (meistens unsere Kinder).

DORIS UND
DIE SCHMERZEN DES VATERS

Doris litt seit Jahren unter Gelenksschmerzen und war bei einer TCM-Ärztin in Behandlung. Diese richtete die Frage an sie, ob Doris auch mental von den Schmerzen loslassen könne.
Diese Frage wiederum berührte Doris sehr und so nahm sie den Vorschlag ihrer Ärztin an, unterstützend kinesiologisch mit mir zu arbeiten.
.

C: Was ist Dein Wunsch, Doris?
K: Ich möchte loslassen können. Generell, nicht nur von den Schmerzen. Ich bin auch innerlich sehr angespannt.

Doris nahm auf der Liege Platz. Zuerst testete ich über den Muskeltest, ob der beste Zugang für Doris der **Istzustand** (die allpräsente Anspannung aufgrund der Schmerzen) oder der **Wunschzustand** (einfach loslassen zu können) ist. Der Körper von Doris reagierte sehr stark bei dem Wunschzustand, **loslassen zu können.**

C: Bevor wir beginnen Doris, würde ich gerne testen, ob Du Dich möglicherweise selbst sabotierst.

K: Mich selbst sabotieren? Ich weiß nicht was Du damit meinst, aber alleine die Aussage berührt mich.

Ich erklärte Doris die Selbstsabotagen anhand einer Metapher.

C: Stell Dir vor, Du bist eine Firma – die Firma Doris M. und Du hast etwa 100 Angestellte. Du möchtest, dass Deine Firma

erfolgreich ist und es auch den Angestellten gut geht, dass sie bestmöglich geschult sind und alle gemeinsam an einem Strang ziehen.
Jetzt komme ich ins Spiel. Sagen wir als eine Art Unternehmensberater oder Trainer, um Dich bei Deinem Vorhaben zu unterstützen. Es sind gerade 20 Personen auf Urlaub, zehn Personen sind krank, weitere zehn Personen sitzen am falschen Arbeitsplatz, sind nicht ihren Qualifikationen entsprechend bestmöglich eingesetzt.
Jetzt macht es nicht wirklich viel Sinn, diese verbleibenden 60 Mitarbeiter in Dir zu schulen, sondern es gilt einmal alle in ein Boot zu holen. Und das machen wir auch bei Dir. Wir schauen, dass wir all Deine Anteile von Dir, die möglicherweise sabotieren oder falsch eingesetzt sind, alle in ein Boot bringen, um dann gemeinsam volle Fahrt voraus Richtung gemeinsames Ziel fahren zu können.

Doris war begeistert.
Es zeigten sich bei Doris Sabotagen in Bezug auf ihre Gesundheit. Ich bat sie den Bereich des Thymus zu klopfen und mir dabei nachzusprechen.

C: Ich Doris, liebe, achte und schätze mich.
(sie brach schon bei Beginn des Satzes in Tränen aus)

C: Lass dir Zeit Doris, atme tief ein und aus und wenn Du mir wieder nachsprechen kannst, dann nickst du.

Es dauerte eine gewisse Zeit, dann nickte Doris.

Ich begann wieder von vorne: „Ich Doris, liebe, achte und schätze mich aus tiefstem Herzen, auch wenn ich mir nicht erlaube gesund zu sein."

Doris sprach diesen Satz mehrmals aus und es gelang ihr von Mal zu Mal besser. Plötzlich unterbrach sie und meinte:

K: Es ist irgendwie komisch, mir fällt gerade mein Vater ein …

C: Dein Vater? Was ist mit Deinem Vater?

K: Der hatte immer Schmerzen, solange ich denken kann. Schon als Kind, da lag er oft nur im Bett, weil er sich nicht bewegen konnte.

C: Gut, dass Du das angesprochen hast Doris. Wenn Dir Dein Vater gerade jetzt ins Bewusstsein gekommen ist, dann ist es wichtig und wir werden den Satz ein wenig umformulieren, bitte sprich mir wieder nach.

C: Ich Doris, liebe achte und schätze mich aus tiefstem Herzen, auch wenn ich mir aus Liebe zu meinem Papa gar nicht erlaube, gesund zu sein.

Die Sätze wurden immer schwieriger für Doris und sie reagierte mit Widerstand. Sie ersuchte mich, sich aufsetzen zu können, um ein Glas Wasser zu trinken. Doris atmete tief ein und aus und fragte, warum sie das denn mache, sich selbst zu sabotieren, das wäre ja völlig kontraproduktiv.

C: Schau, Doris, aus Liebe zu unseren Eltern machen wir unbewusst ganz viel. So wie z. B. in Deiner Situation, in der Du den Papa sooft mit Schmerzen erlebt hast und sich ein Teil von Dir nun auch nicht erlaubt, ganz gesund zu sein.

Doris starrte mich plötzlich an und sagte: Das gibt's nicht, ich habe die Schmerzen seit rund zehn Jahren und ich habe das Gefühl, seit zehn Jahren geht es meinem Papa zunehmend besser.

Irritiert blickte sie ins Leere.

Ich gab ihr noch Zeit und bat sie, dann wieder auf der Behandlungsliege Platz zu nehmen.

C: Doris, schließe Deine Augen und stell' Dir vor, Du stehst in einem Kreis.
Welche Farbe hat Dein Kreis?

K: Er ist gelb.

C: Ok, Du stehst in Deinem gelben Kreis und vis-a-vis von Dir stellst du Dir Deinen Papa vor, der in seinem Kreis steht. Welche Farbe hat der Kreis Deines Papas?

K: Papa steht in einem grünen Kreis.

C: Sehr schön, Dein Papa steht also in einem grünen Kreis und Du in Deinem gelben Kreis. Schau zu Deinem Papa hin und wiederhole bitte laut meine Worte. Du kannst sie auch gerne umformulieren, wenn es für Dich anders stimmiger ist.

„Lieber Papa, ich hätte Dich so gebraucht."

(Die Klientin presste die Lippen aneinander und begann zu weinen.)

Dadurch, dass sie erzählte, dass ihr Papa in Doris Kindheit oft krank war und meist nur im Bett lag, vermutete ich, dass er für sie als Vater nicht wirklich präsent, nicht verfügbar war.
Dies entsprach auch der Tatsache, daher verbiss sich Doris ihren Schmerz und schaffte es erst nach einiger Zeit diesen Satz über die Lippen zu bringen.

C: Papa, ich hätte dich so sehr gebraucht, so sehr Papa, aber Du warst nicht verfügbar. Das Einzige, was von Dir verfügbar war, waren Deine Schmerzen. So habe ich eben die Schmerzen genommen, damit ich wenigstens etwas von Dir habe.

C: Doris, schau hin zu Deinem Papa und lasse mit jedem Atemzug symbolisch diese Schmerzen los und alles was Du damit verbindest. Auch die Erinnerungen an die Situationen, in der Du als Kind Deinen Papa immer nur im Bett erlebt hast, immer wieder mit seinen Schmerzen und lass alles hinaus aus Deinem Körper, jeder Atemzug hilft Dir dabei und mit jedem Atemzug wird Dein Körper freier.
(Die Klientin atmete tief ein und aus, begleitet von immer wieder kommenden Tränen.)

Nachdem Doris ganz bewusst ein paar tiefe Atemzüge genommen hatte, setzte ich fort.
C: Schau hin zu Deinem Papa und sage ihm bitte:

Du Papa, hast Deine Geschichte und ich habe meine Geschichte.
Du bist mein Papa und ich bin Deine Tochter, die Doris.
Die Schmerzen haben mit mir gar nichts zu tun, die gehören zu Dir, Papa, zu Dir und zu Deinem Schicksal.

Doris gelang es gut die Sätze zu wiederholen, ihr Atem war gleichmäßig, doch plötzlich stockte sie, riss die Augen auf und schaute mich fragend an.

C: Was ist jetzt Doris?
K: Heißt das, dass mein Papa die Schmerzen jetzt zurückbekommt und es ihm dann wieder schlechter geht, wenn ich jetzt loslasse? Wenn das so ist, dann will ich das nicht. Das kann ich doch nicht tun!

C: Doris, Dein Papa hat seine Themen und seine Aufgaben und Du hast Deine. Wenn Du seine Aufgaben übernimmst, kann er sie selbst nie lösen. Im Prinzip entmündigst Du ihn, wenn Du ihm seine Aufgaben abnimmst.

K: Nein, aber ich will nicht, dass es ihm schlechter geht. Nein, dann behalte ich die Schmerzen lieber.

C: Doris, schließe bitte wieder Deine Augen und schaue noch einmal zu Deinem Papa, der in seinem grünen Kreis steht.

C: Gut Doris, Du hast gesagt, Du hast zwei Kinder. Wie heißen die beiden?
K: Valentina und Timo.
C: Doris, Du lässt jetzt bitte Valentina und Timo in Deinem inneren Bild neben Dir Platz nehmen.
Wie geht es Deinen Kindern dabei?

K: Sie wirken, als ob sie schon die ganze Zeit zugeschaut hätten und nun warten sie was weiter passiert.

C: Gut Doris, bitte schau nochmal zu Deinem Papa in dem Wissen, dass Deine beiden Kinder nun sozusagen als Zuschauer dabei sind und die folgenden Worte auch hören, die Du bitte wiederholst.

„Lieber Papa, die Liebe zu Dir ist viel größer als zu mir selbst."

Doris schluchzte laut auf und hielt sich ihre Hand vor den Mund. Sie kämpfte mit den Tränen und schüttelte immer wieder den Kopf.

Sie bestätigte, dass es ihr schwerfiel, Papas Rucksack, den sie sich umgehängt hatte, wieder loszulassen. Seit jedoch ihre beiden

Kinder im Bild waren, war es anders für Doris, so, als ob sie sich entscheiden müsste, zwischen dem Papa und ihren Kindern.
Das war auch mein Impuls, um die Situation sozusagen zu verschärfen und Doris, die völlig die Verantwortung ihres Vaters übernehmen wollte, bewusst zu machen, dass sie dadurch ihrer Verantwortung als Mutter von Valentina und Timo nicht nachgehen konnte.

C: Als Kind ist es wichtig die Eltern als Gegenüber zu erleben, präsent und verfügbar. Ist dies nicht der Fall, so hängt das Kind sprichwörtlich in der Luft und wenn die kleine Doris, vom Papa das Gute (Präsenz, Liebe, Zeit) nicht nehmen konnte, dann nahm sie eben die Schmerzen, Blockaden, Süchte etc., um ihm dadurch nahe zu sein.
Deshalb werden wir der kleinen Doris in Dir einen Deal anbieten, einen Tausch sozusagen. Das Paket der Schmerzen im Gegenzug zu einem anderen Paket. Passt das für Dich?

Doris war einverstanden.

C: Wenn du Dir Deinen Papa als Selbstbedienungsladen vorstellen würdest, da gibt es ja einiges was er im Angebot hat, außer den Schmerzen. Ihm wird es auch nicht gut tun, wenn Du seine Schmerzen nimmst. Gibt es etwas, eine Eigenschaft, ein Talent, ein besonderes Merkmal, das Deinen Papa ausmacht bzw. was Du an Deinem Papa schätzst und das du Dir anstatt der Schmerzen von ihm nehmen könntest?
(Bevor ich noch weitere Anweisungen geben konnte, grinste Doris bereits über das ganze Gesicht.)

Ja Doris, hast Du schon etwas gefunden?

K: Ja, seine Kreativität, die nehme ich gerne.

C: Seine Kreativität? Sehr schön.

Doris erzählte, dass ihr Papa bereits als Kind das Arbeiten mit Holz, das Tischlern geliebt hatte. Ständig rannte er laut Erzählungen der Großeltern mit Holz, Säge und Hammer herum und wollte unbedingt Tischler werden. Doch sein Vater verstarb plötzlich und da dieser damals bei der Eisenbahn gearbeitet hatte, bestärkte ihn die Mutter in Papas Fußstapfen zu treten und diesen gesicherten Job anzutreten, da auch Papas Freunde dort angestellt waren und gut auf ihn schauen könnten.

Doris Papa wagte es als junger Mann nicht, seiner trauernden Mutter zu widersprechen, er beugte sich und ging zur Bundesbahn.

Vorbei war es mit einem Schlag mit seiner Tischlerkarriere, dabei wäre er so kreativ, so künstlerisch begabt gewesen, schwärmt heute noch eine Cousine vom Papa. Erst als Doris zur Welt kam, flackerte seine Begabung, sein Talent wieder kurz auf und er fertigte für sie einen hölzernen Bauernhof mit ganz vielen Tieren an. Doris lächelte und erzählte weiter: „Bei der Geburt meines Sohnes Timo, vor ein paar Jahren, flackerte diese künstlerische Ader auch kurz auf und er baute meinem Sohn einen Kindertisch und einen kleinen Schemel."

C: Das heißt Doris, das Kreativitätspaket wäre ein guter Tausch gegen das Schmerzpaket, oder?

Doris war einverstanden. Ich gab ihr ein buntes Herz, welches die Kreativität symbolisieren sollte und bat sie nun noch ein paar Worte an ihren Papa zu richten.

C: Lieber Papa, ich schätze Deine Kreativität. Das ist wirklich etwas ganz Besonderes. Du konntest sie nie wirklich leben, aber ich Papa, ich nehme es gerne von Dir, dieses Talent.

Deine Last Papa, die geht mich gar nichts an, die gehört zu Dir Papa, und nur wenn ich sie bei Dir lasse, kannst Du sie auch lösen. Dieses Herz Papa steht für Deine Kreativität und es wird mich immer daran erinnern.
Doris setzte fort in ihren eigenen Worten:
„Lieber Papa über das Töpfern und das Malen lebe ich ab jetzt wieder diese Kreativität von Dir."

Doris hatte leidenschaftlich gerne gemalt und getöpfert, aber die letzten Jahre hatte sie damit aufgehört. Je mehr die Schmerzen kamen, umso mehr zog sie sich zurück. Genau wie der Papa damals vom Tischlern.

C: Ab heute hier und jetzt Papa, lasse ich Deine Last los und ich nehme dafür sehr gerne Deine Kreativität und ich mache etwas Gutes daraus. Das verspreche ich Dir Papa.
Atme tief ein und aus Doris und wenn du zum Papa hinschaust, wie geht es ihm jetzt?

Doris kicherte: „Paps strahlt und neben ihm sehe ich den kleinen Norbschi, der vor Freude hüpft."
C: Den kleinen Norbschi?
K: Ja, mein Papa heißt Norbert und als Kind sagten sie zu ihm **Norbschi, der kleine Tischler**!
Der freut sich jetzt mit, dass die Kreativität von mir weiter gelebt wird.

Doris hatte Tränen der Rührung und auch der Freude in ihren Augen. Sie holte noch am selben Tag ihre Staffelei vom Dachboden und begann wieder zu malen. Ihre TCM-Ärztin sprach von einer kontinuierlichen Verbesserung und guten Fortschritten und, dass sie viel weicher geworden wäre.

Doris schrieb mir folgende E-Mail:

Liebe Susanne Berger, ich bin so dankbar. Es veränderte sich nach der Sitzung weit mehr, als ich erwartet hätte. Das Allerschönste ist, dass es auch meinem Papa besser geht. Je mehr ich aufblühe und wieder male, töpfere und die Kreativität lebe, umso freier kommt auch er mir vor. Ich freue mich mit Deiner Unterstützung noch viele, viele Schätze in mir hochholen zu dürfen.
Bis zum nächsten Mal
In tiefer Dankbarkeit,
Doris.

FANG ES AN

In dem Augenblick, in dem man sich endgültig einer Aufgabe verschreibt,
bewegt sich die Vorsehung auch.
Alle möglichen Dinge,
die sonst nie geschehen wären,
geschehen um einen zu helfen.
Ein ganzer Strom von Ereignissen wird in Gang gesetzt durch die Entscheidung
und er sorgt zu den eigenen Gunsten
für zahlreiche unvorhergesehene „Zufälle", Begegnungen und Hilfen,
die sich kein Mensch vorher je so erträumt haben könnte.
Was immer Du tun kannst oder wovon Du träumst,
fang es an.
In der Kühnheit liegt Genie, Macht und Magie!

(Johann Wolfgang von Goethe)

HILFE ZUR SELBSTHILFE

Die mentale Hausapotheke

Für so vieles im Leben gilt es eine Führerscheinprüfung zu machen, bevor wir berechtigt sind, bestimmte Fahrzeuge in Betrieb zu nehmen und uns im Straßenverkehr zu bewegen. Sei es der Fahrradführerschein, der Mofaschein, der Autoführerschein, der Segelschein, der Flugschein, …

Für unser Leben gibt es weder einen Leitfaden noch eine Gebrauchsanweisung.

Dabei wäre es so hilfreich, wenn wir lernen könnten:

- wie wir schon als Kind mit Schulstress oder Ängsten erfolgreich umgehen oder
- als Jugendlicher mit Liebeskummer;
- wie wir als Erwachsener der nervenden Kollegin oder dem cholerischen Chef bestmöglich begegnen;
- wie wir als Eltern unsere Kinder in bestimmten Entwicklungsphasen oder der Pubertät bestmöglich begleiten;
- wie wir es schaffen, Familie und Beruf unter einen Hut zu bringen, ohne uns selbst dabei weder aufzugeben noch zu verlieren,
- sondern gut auf uns zu schauen,
- wie wir auch Nein sagen, wenn wir Nein meinen.

Das Leben ist Prüfung an sich, oft werden wir mit Situationen konfrontiert, die uns momentan überfordern, egal, ob im Berufsleben, Familienleben oder im schulischen Alltag mit den Kindern. Schnelle Hilfe wäre notwendig, eine kurzfristige Unterstützung jetzt wichtig. Doch gerade diese ist dann meist nicht spontan verfügbar.

Genau hier setzt die Ausbildung in unserer Praxis an:
HILFE zur SELBSTHILFE
Ein Notfallkoffer – alltags-berufs- und freizeittauglich und höchst effektiv.

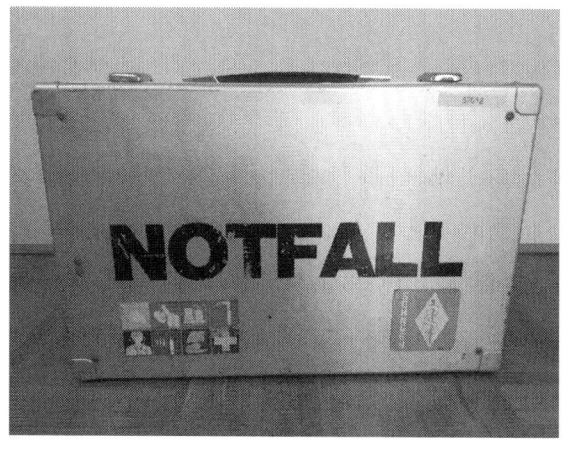

Eine mentale Hausapotheke im wahrsten Sinne des Wortes.

DIE GRUNDAUSSTATTUNG
unseres mentalen NOTFALLKOFFERS

besteht aus folgenden drei Elementen:

- Kinesiologischer Muskeltest
- Klopftechnik
- Coaching

Susanne Berger

Das sind auch die Hauptbestandteile meines „Therapeutenkoffers", die eingangs ausführlich beschrieben wurden.

Wir legen großen Wert darauf, durch regelmäßige Weiterbildungen und Weiterentwicklung diesen Werkzeugkoffer auf den neuesten Stand zu bringen und wenn uns eine Methode anspricht, dieses neue Werkzeug in die Inventarliste aufzunehmen und weiterzugeben.

Eine Ausbildung, um sich selbst, sein Umfeld, Familie und Freunde dabei zu unterstützen, die Verantwortung für das eigene Leben zu übernehmen. Es geht darum, bewusster zu werden, für die Geschehnisse in und um einen herum und dadurch **eigenverantwortlich** nicht nur **re**agieren, sondern agieren zu können.

Die **HILFE ZUR SELBSTHILFE AUSBILDUNG** besteht aus der mentalen Hausapotheke für den Hausgebrauch und umfasst rund 5 Wochenenmodule.

1. Modul – Wo stehe ich mir privat/beruflich selbst im Weg? Blockaden lösen durch Klopftechnik, Affirmationen, Glaubenssatzarbeit, Erlernen des kinesiologischen Muskeltests.

2. Modul – Coaching, NLP, Gesprächsführung, Disney Strategie, wie kann ich mich und andere kurz und effektiv coachen? Rasche Wege der Entscheidungsfindung.

3. Modul – Kinesiologisches Testen. Wann und wo ist das Problem entstanden und wie kann ich es lösen? Innere-Kind-Arbeit, Stresslösungsmethoden.

4. Modul – Biochemie- Was tut meinem Körper gut? Was sollte ich meiden? Womit kann ich meinen Körper unterstützen, um fit zu sein?

5. Modul – Feinenergie, Chakren mit dazugehörigen Gefühlen, Wie gut kann ich mich abgrenzen? Bin ich mit meiner Aufmerksamkeit mehr bei mir oder bei den anderen? Meridianlehre.

Entsprechende Weiterbildungsmöglichkeiten zum Vertiefen und zum Abschluss einer Kinesiologieausbildung werden ebenfalls angeboten.
Ebenso eine Weiterbildung in Aufstellungsarbeit.

Wenn Du daran interessiert bist, findest Du nähere Informationen dazu auf unserer Website unter folgendem Link:

www.praxisberger.at/unsere-seminare/hilfe-zur-selbsthilfe

oder

auf unserem **YouTube-Kanal der Praxis Berger**
(Susanne Berger)

*Je mehr Du Dich mit Dir selbst beschäftigst,
umso vertrauter wirst Du mit Dir selbst.*

FANG BEI DIR SELBST AN

Die folgenden Worte wurden auf den Grabstein eines anglikanischen Bischofs in den Krypten der Westminster Abbey geschrieben:

Als ich jung und frei war
und mein Vorstellungsvermögen keine Grenzen hatte,
träumte ich davon,
die Welt zu verändern.

Als ich älter und weiser wurde, entdeckte ich,
dass ich die Welt nicht ändern würde,
also schränkte ich meine Sichtweise etwas ein und beschloss,
nur mein Land zu verändern.

Auch dieses schien unbezwinglich.
Als ich in meinen Lebensabend eintrat,
verlegte ich mich in einem letzten verzweifelten Versuch
darauf,
nur meine Familie zu verändern,
jene, die mir am nächsten standen,
aber leider ließen sie es nicht zu.

Und jetzt,
wo ich auf dem Sterbebett liege,
wird mir auf einmal klar:

Wenn ich nur mich selbst zuerst geändert hätte,

dann hätte ich durch mein Beispiel meine Familie verändert.
Aus ihrer Inspiration und Ermutigung heraus,
wäre ich dann in der Lage gewesen, mein Land zu verbessern,
und wer weiß,

vielleicht hätte ich sogar die Welt verändert.

(anonym)

ÜBUNGEN

ÜBUNG 1
zur Aufstellungsarbeit

Ich ermutige Dich diese kurze, aber sehr intensive Übung zu machen. Es wird Dir selbst neue Perspektiven eröffnen. Du kannst dadurch auch zu mehr Weitblick und Empathie kommen.
Du nimmst nacheinander beide Positionen ein, zuerst die des Mannes und dann die der Frau.

1. <u>Position – Mann</u> – Du steigst auf einen Sessel oder auch auf den Tisch. Du stehst aufrecht, hast einen guten Ausblick und Überblick und atmest diese Freiheit ein und Du spürst wie es sich in dieser Position anfühlt, alles zu erreichen, den Überblick zu haben, Perspektiven zu haben und Du bleibst kurz in dieser Position.

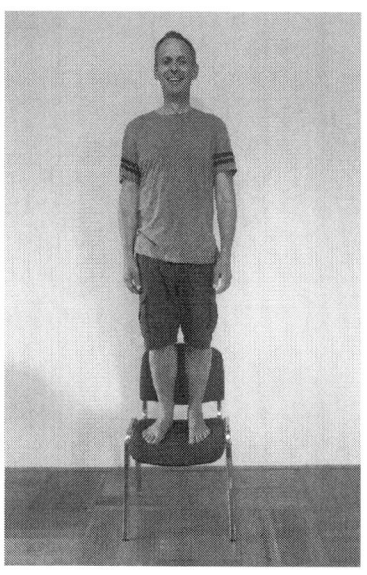

- Wie fühlst Du Dich?
- Was nimmst Du wahr?

Wenn Du möchtest, kannst Du Deine Augen auch schließen und einfach wahrnehmen, wie es sich für Dich in dieser Position anfühlt.

2. <u>Position</u> – <u>Frau</u> – Du steigst vom Sessel, gehst aus der aufrechten Position langsam in die Hocke (wirst immer kleiner), senkst den Blick nach unten, wo Du keine Perspektiven hast.

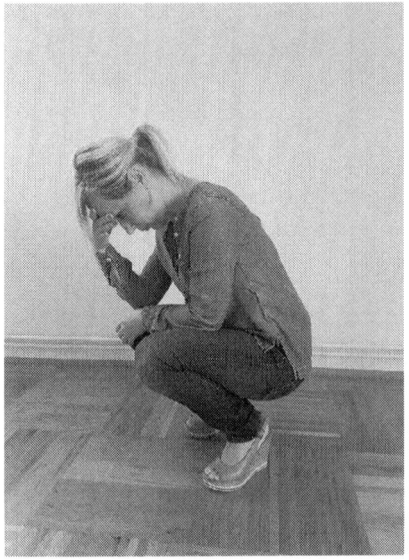

- Wie fühlst Du Dich hier?
- Was nimmst Du jetzt wahr?

Dann kommt von hinten noch jemand an Dich heran (stellvertretend für die überfürsorgliche Schwägerin, oder wen auch immer), oder Du hängst Dir symbolisch einen schweren Rucksack um. Du verbleibst auch in dieser Position eine Weile.

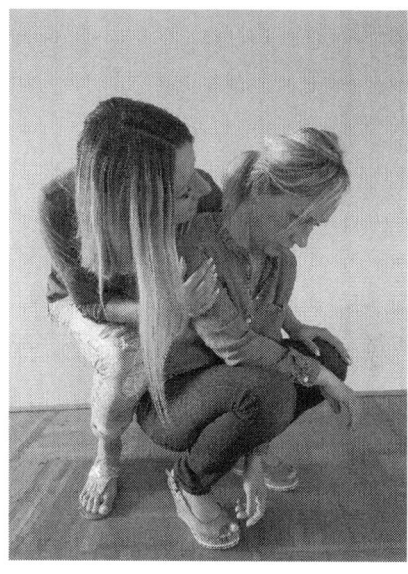

- Wie fühlst Du dich hier?
- Was nimmst Du hier wahr?

Wenn Du möchtest, kannst Du wieder Deine Augen schließen und einfach wahrnehmen, wie es sich für Dich in dieser Position anfühlt, frei nach dem indianischen Sprichwort:

Urteile nie über einen Menschen,
bevor Du nicht 1000 Meilen in seinen Schuhen gegangen bist
(indianisches Sprichwort)

Wie gut gelingt es uns, empathisch zu sein, uns in andere hinein zu versetzen oder die Sichtweise unseres Gegenübers zu verstehen, um so, deren Beweggründe begreifen zu können?

Eine Erfahrung, die ich vor rund 20 Jahren machen durfte, hat meine Sichtweise und mein Weltbild verändert. Von meinem persönlichen Standpunkt aus, war die Entscheidung, sich das Leben zu nehmen, immer unverständlich gewesen. Als ich in einer Aufstellung die Rolle einer Selbstmörderin repräsentierte, empfand ich aus deren Perspektive, deren Position heraus, den Freitod als einzigen möglichen Ausweg.

Das ist es, worum es in der Aufstellungsarbeit geht – innere Bilder, Befindlichkeiten werden ausgedrückt, dargestellt, nach außen und somit ans Licht gebracht.

„Es ist, als ob man in einen dunklen Raum geht
und für die Dauer der Aufstellung das Licht anknipst,
sichtbar macht,
was wirklich ist"

(anonym)

<u>ÜBUNG 2</u>
zur Stresslöschung

Wenn Du ein unangenehmes Erlebnis hattest, das Dich Stunden oder Tage danach noch beschäftigt, Du immer wieder darüber nachdenkst, oder Du diese Bilder, Situationen einfach nicht aus Deinem Kopf bringst, dann kann Dir folgende Übung dabei gut helfen.

Ich wende diese Methode auch bei der sogenannten Stresslöschung bei einer kinesiologischen Sitzung an. Diese Übung nennt sich die **STIRN-HINTERHAUPT-HALTUNG**. Sie ist sehr einfach und kann überall angewendet werden.

ABLAUF

Du legst eine Hand auf Deine Stirn, die andere Hand auf Deinen Hinterkopf. Es ist dabei völlig irrelevant welche Hand auf der Stirn und welche am Hinterkopf liegt. Es ist auch egal, ob Du die Augen dabei geöffnet oder geschlossen hältst. Du machst es so, wie es für Dich passt.

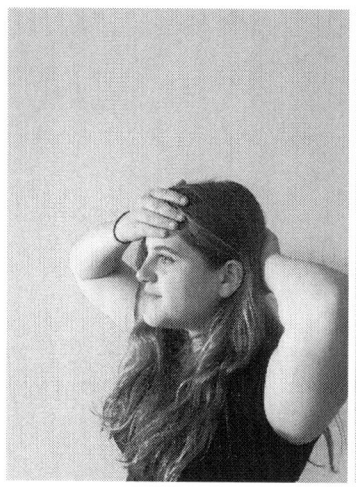 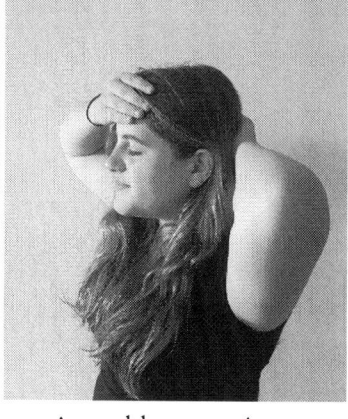

– mit offenen Augen   – mit geschlossenen Augen

Nun atmest Du tief ein und aus und lässt mit jedem Atemzug diese Situation, diese Bilder, die Dich bisher beschäftigt haben oder Dir Angst gemacht haben, mit jedem Atemzug hinausziehen. Immer wieder lässt Du diese Situation in Dir hochsteigen, erinnerst Dich jetzt ganz bewusst an jedes Detail und bläst sie sprichwörtlich durch Deinen Mund hinaus.

Wenn es hilfreich für Dich ist, kannst Du diese Situationen, diese Bilder auch in Luftballons oder Seifenblasen verpacken und sie ganz hoch steigen lassen. Immer und immer wieder.

Je mehr Luftballons Du steigen lässt, umso kleiner wird die Erinnerung an diese Situation und den damit einhergehenden unangenehmen Emotionen. Es kann auch sein, dass die Bilder, die Erinnerungen blasser werden und Du sie Dir im Laufe der Übung immer schwerer herholen kannst. Das ist gut so. Du machst den Vorgang so lange, bis Du keinen Zugang mehr zu dieser Situation hast, also keine Bilder mehr hochkommen, oder bis diese bisher belastende Situation für Dich nicht mehr stressbesetzt ist.

Diese **STIRN-HINTERHAUPT-HALTUNG** ist einfach und überall anwendbar wie z. B. bei angstmachenden Bildern, Fotos, aus der Zeitung, dem Fernsehen oder dem Handy, die Jung und Alt sprichwörtlich „verfolgen", die man nicht mehr aus dem Kopf bekommt.

Stresslöschung auch bei Kindern
(sowohl mit offenen/geschlossenen Augen)

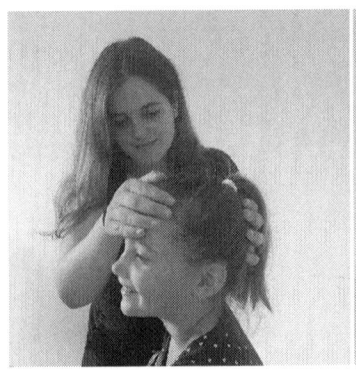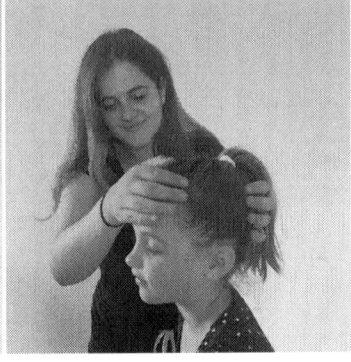

WIRKUNG

Das „limbische System" ist eine Funktionseinheit unseres Gehirns und ist für die Verarbeitung von Emotionen zuständig. Sobald die Hand die Stirn berührt, wird die Blutversorgung in den Stirnlappen aktiviert – das ist der Bereich des bewussten Denkens. Durch diese Handhaltung wird dieser Bereich aktiviert und wir sind in der Lage, uns in bestimmten Situationen neue Wege auszudenken, neue Wege zu kreieren, was damals nicht möglich war, doch jetzt möglich ist.
Wenn wir ein schlimmes Erlebnis hatten, eine Beobachtung gemacht haben, die uns nicht mehr aus dem Kopf geht, weil wir darüber schockiert waren, als wir es gesehen haben.
So läuft dieses Bild immer wieder im Dauermodus ab und wir können nicht anders handeln, als darüber erneut schockiert zu sein, wir können es einfach nicht loslassen. Es läuft sozusagen im Kreis.

Durch diese Übung wird unser limbisches System aktiviert und wir haben durch gleichzeitiges Halten der Stirnlappen und Erinnern an die Situation nun die Möglichkeit aus diesem Kreis auszubrechen und die Erlebnisse gedanklich loszulassen.
Es ist eine typische Geste, sich an die Stirn zu fassen. Sie soll helfen, das Nachdenken oder bewusste Denken zu aktivieren.

ÜBUNG 3
FRAGEN AN DEIN INNERES KIND

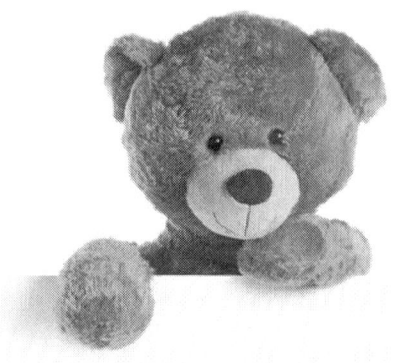

Was wolltest Du als Kind werden?

Was war Dein schönstes Kindheitserlebnis?

Beschreibe die Gegenstände, Personen, Plätze die Deiner Kleinen/Deinem Kleinen wichtig waren und frage Dich auch, warum sie für Dein Inneres Kind so wichtig sind.

Hast Du als Kind etwas gesammelt? Wenn ja, warum und was hat Dich daran fasziniert?

Hattest Du ein Lieblingsspielzeug? Ein Lieblingsspiel? Eine Lieblingssendung? Wenn ja warum gerade dieses Spiel, dieses Spielzeug oder diese Sendung?

**Was wolltest Du als Kind unbedingt tun, hast es aber damals nicht gekonnt oder nicht dürfen?
(und wie sieht es JETZT damit aus, hast Du es schon getan?) wenn nicht, welche Möglichkeit gibt es, dass Du es JETZT nachholst?**

Nimm Dein Inneres Kind an der Hand und mache etwas völlig Unkonventionelles. Verkleide Dich als Prinzessin, setze Dir eine Krone auf und gehe damit in den Supermarkt, fahre mit dem Kinderkarussell, hüpfe in eine Wasserlache, etc.
Erlaube Dir Spontanität und kindliche Momente um Deinem Inneren Kind wieder näher zu kommen. Hast Du bereits ein paar Ideen? Dann notiere sie hier.

Es kann sein, dass der Kontakt mit Deinem Kinder-ICH nicht nur schöne Erinnerungen und Freude sondern auch alte Schmerzen oder Verletzungen wieder erinnert. Gehe bitte behutsam vor und hole Dir gegebenenfalls Unterstützung, denn gerade, wenn Du zum ersten Mal mit Deinem Inneren Kind in Kontakt trittst, kann es zu emotionalen Erlebnissen kommen.

ÜBUNG 4
ENERGIERÄUBER-ÜBUNG zum Abgrenzen

Im folgenden Beispiel möchte ich eine rein lösungsorientierte Sitzung zeigen. Ein ganz anderer Zugang, OHNE herauszufinden, warum die Klientin dieses Problem hat, OHNE es kinesiologisch auszutesten, aufzustellen oder im Coaching Gespräch näher zu erörtern.
Eine Möglichkeit zur Nachahmung als **hilfreiches Werkzeug zwischendurch**.

Edith hat Probleme mit ihrer energieraubenden Chefin, wie sie es beschreibt.

K: Ich bin mit meinem Job zufrieden, die Arbeit macht mir Spaß, auch innerhalb des Teams ist es schön zu arbeiten. Wäre da nicht die Chefin!

C: Was ist mit der Chefin?

K: Es mag eigenartig klingen, aber es ist ganz komisch und ich habe das Gefühl, sie will etwas von mir, was ich ihr aber nicht geben kann.

C: Schließe einmal Deine Augen, atme tief ein und aus und stelle Dir die Chefin gegenüber vor.

K: Ja, ich sehe sie.

C: Du hast vorhin gesagt, dass Du das Gefühl hast, sie will etwas von Dir, was Du ihr aber nicht geben kannst oder willst.

K: Ja genau, ich kann es ihr nicht geben. Und (die Klientin wirkt wütend) ich will es ihr auch nicht geben, verdammt noch mal!

C: Wie fühlt es sich an, wenn Du ihr gegenüber stehst und Du merkst, dass sie etwas von Dir will?

K: Es ist richtig grauslich, so wie wenn – das klingt jetzt blöd …

C: Edith, es ist DEINE Wahrnehmung und die ist nicht blöd, sie ist, wie sie ist. Was sagt Dir Deine Wahrnehmung?

K: Es ist so schleichend, wie wenn sie mir Energie abzapft und mich aussaugt und ich in ihrer Gegenwart immer schwächer werde (Edith schüttelte sich angewidert ab).

K: Das mag komisch klingen, aber wie ein Vampir, echt grauslich. Jetzt verstehe ich auch, warum ich an den Tagen, an denen sie nicht im Geschäft ist, viel kraftvoller bin. An den Tagen, an denen sie da ist, liege ich nach der Arbeit nur noch erschöpft auf der Couch und bin zu nichts mehr fähig. Das ist ganz schön heftig was sie mit mir macht.

C: Was Du mit Dir machen lässt, liebe Edith!
Wenn Du die Haltung hast, was sie mit Dir macht – wo bleibt dann Deine Verantwortung?

K: Meine Verantwortung? Wieso? Sie saugt ja mich aus!
(Edith warf mir einen bösen Blick zu.)

C: Wer lässt es zu, ausgesaugt zu werden?
Könnte sie Dich aussaugen, wenn Du es nicht zulässt?
(Die Klientin schmollte.)

K: Ok, … ich lasse es zu.
Na toll und was mache ich jetzt?

C: Was ist Dein Wunsch Edith? Was soll anders sein?

K: Dass sie mich nicht mehr aussaugt.

C: Liebe Edith, Du kannst andere nicht ändern, auch wenn Du es gerne möchtest. Was Du aber ändern kannst ist das, was es mit Dir macht – Deine Einstellung dazu.

Ich gab der Klientin zwei weiße A4 Zettel. Auf einen Zettel schrieb sie ihren Namen, auf den zweiten schrieb sie den Namen der Chefin.
Diese beiden Zettel legte ich, ähnlich der Aufstellungsarbeit, vis-à-vis voneinander auf den Boden.

C: Edith, stelle Dich jetzt bitte auf den Zettel mit Deinem Namen. Wie fühlst Du Dich auf Deinem Platz gegenüber der Chefin? Du kannst auch gerne Deine Augen schließen, um Dich besser einfühlen zu können.

Edith berichtete, dass sie von der Energie der Chefin fast begraben wird, sich völlig distanzlos, machtlos, ohne eigenen Raum fühlt. So, als ob sie mit der Chefin verschmolzen wäre, eins wäre und sie sich dabei auflösen würde.

C: Nun Edith, nimm bitte einmal auf der Position Deiner Chefin Platz.

Auf der Position der Chefin fühlte sich Edith sehr mächtig, präsent, stabil, und wie sie es nannte, allgegenwärtig. Sie hatte das Gefühl, als fülle sie den ganzen Raum aus.

C: Jetzt nimm bitte wieder auf Deiner Position Platz.
Wenn Du nun auf Deinem Platz stehst, wo Du Dich der Chefin gegenüber klein und machtlos fühlst, was würdest Du da brauchen, damit es Dir besser geht?

K: Eine Grenze.
C: Wie könnte diese Grenze aussehen?
K: Eine Mauer.
C: Eine Mauer, ok, aus welchem Material?
K: Aus orangefarbenen Ziegeln.
C: Sehr gut, dann baue jetzt bitte zwischen Dir und Deiner Chefin mit diesen orangefarbenen Ziegeln Stück für Stück Deine Mauergrenze auf. Alles was Du brauchst, ist erlaubt.

Edith machte zuerst einen Schritt zurück und meinte:
„So, jetzt bin ich aus ihrem Dunstkreis gestiegen."
Während Edith ihre Mauergrenze aufzog, hielt sie eine Hand, wie eine Art Stoppschild, der Chefin entgegen, um diese, wie sie es nannte, auf Abstand zu halten.

K: Kann ich auch große, weiße Steine einfügen, damit die Mauer stabiler wird?
C: Natürlich, eine sehr gute Idee. Wie geht es Dir beim Errichten Deiner Grenzmauer?
K: Herrlich. Je höher die Mauer wird, umso entspannter wird meine Körperhaltung und umso sicherer fühle ich mich. Ich verwende sehr viel Mörtel, damit die Ziegel gut verbunden sind und eine stabile Abgrenzung ergeben. Nun kann ich auch wieder freier atmen, weil der Druck auf meiner Brust leichter wird.

C: Wie hoch ist Deine Mauer schon?
K: Sie reicht momentan vom Boden bis zum Brustkorb. Ich werde sie ganz hoch ziehen und nur ein kleines Sichtfenster für die Augen machen. Das fühlt sich gut an.

Edith war voll in ihrem Element und ohne, dass Sie es bewusst bemerkte, hatte sie ihre stoppschildmäßige Hand bereits gesenkt. Sie wurde von der Körperhaltung immer größer und präsenter hinter ihrer Schutzmauer.

C: Nimm Dir Zeit so lange Du brauchst Edith und berichte mir dazwischen von Deinem Bauprojekt und wie es Dir dabei geht.

Die Klientin grinste: „Herrlich, ich spüre keine Bedrohung mehr von ihr. Ich fühle mich sicher und habe vor allem Bodenhaftung. Ich stehe fest, wie ein Fels in der Brandung.
Diese Mauer gebe ich nicht mehr her, die ist wirklich genial!

C: Wenn Du nun mit Deiner stabilen Grenzmauer Deiner Chefin gegenüberstehst, gibt es da vielleicht einen Gedanken oder einen positiven Glaubenssatz, der da hochkommt in Dir?

K: Ja, jetzt bin ich sicher! Ich bin sicher! Und wenn sie mir wieder zu nahe kommt, dann sag ich mir innerlich „STOPP, bis hierher und nicht weiter!"

C: Schau' einmal durch Dein Sichtfenster hinüber zu Deiner Chefin und sage ihr: „Ich danke Dir."

(Edith runzelte die Stirn, begann dann aber zu grinsen.)

K: Ich kenne mich schon aus, worauf Du hinaus willst.
C: Genau! Sage zu Deiner Chefin:
Durch Dein übergriffiges Verhalten hast Du mich gelehrt, mich abzugrenzen, eine Mauer aufzuziehen und gut auf mich zu schauen.

Nachdem Edith diese Worte wiederholte, meinte sie: „Toll, diese Mauer kann ich auch bei der neugierigen Nachbarin einsetzen. Herrlich, die ist genau der gleiche Typ. Über das Sichtfenster schaue ich hinaus und rede wohl mit ihr und (sie kicherte) ich habe jetzt noch Jalousien bei dem Sichtfenster montiert. Für den Fall, dass ich ganz dichtmachen will."

Zur Festigung, gab ich Edith noch eine Hausübung mit. Sie soll sich immer wieder dieses Bild von ihrer Grenzmauer holen und das Gefühl, wie es sich anfühlt hinter dieser Mauer in Sicherheit zu sein. Speziell vor dem Kontakt mit der Chefin oder auch in der Gegenwart von Personen, die sich ähnlich „raumübertretend" verhalten, diese Mauer als Abgrenzung zu aktivieren.

In dieser Geschichte habe ich wie eingangs erwähnt, nicht herkömmlich gearbeitet, sprich, der Ursache auf den Grund zu gehen:

- Woher kommt es, dass sich Edith so schwer abgrenzen kann?
- War möglicherweise ein Elternteil, Großelternteil ebenso übergriffig, vereinnahmend wie die Chefin, weshalb sie es nie lernen konnte, ihren eigenen Raum zu wahren?

Dieses Beispiel soll vielmehr als Möglichkeit der Überlebensstrategie in akuten Situationen dienen.

Erlaubt ist alles was hilft. Hier sind der Phantasie keine Grenzen gesetzt, ob ich eine Mauer aufziehe, ob ich einen Glassturz über mich stülpe oder mich in eine bunte Kugel, einen Ballon, eine Wolke setze, einfach TUN.
Hinterfragen, warum ich mich nicht abgrenzen kann, warum mir das passiert etc. kann ich immer noch. Es geht hier um rasche, schnelle Hilfe, wie ich meinem Gegenüber, in diesem Fall der übergriffigen Chefin bestmöglich begegnen kann, sodass es mir gut geht dabei.

Verantwortung ist die Fähigkeit,
jede Situation im Hier und Jetzt anzunehmen
und aus der Gegenwart heraus die im Moment
für Dich richtige Antwort zu finden.

ÜBUNG 5
THYMUSKLOPFEN

Die Thymusdrüse ist die sogenannte **Chefin unseres Immunsystems** und liegt hinter dem Brustbein. Sie wächst nur bis zur Pubertät. Bei den Erwachsenen bildet sie sich kontinuierlich zurück. Wenn wir unseren Brustkorb an dieser Stelle beklopfen, erleben wir einen Energiezuwachs und diese wichtige Drüse bleibt länger vital.

Überall dort, wo es darum geht kurzfristig unseren Energielevel zu steigern, kann das Klopfen des Thymus eingesetzt werden. Also mache es ruhig so wie King Kong und klopfe zu Deiner Stärkung und zur Aktivierung Deiner Abwehrkräfte auf Deinen Thymus.

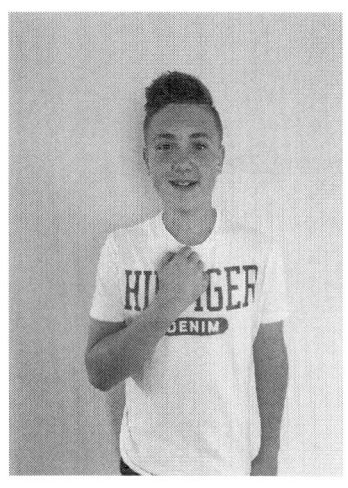 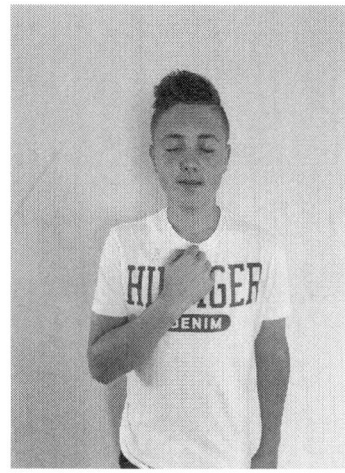

Du kannst es sowohl mit offenen als auch mit geschlossenen Augen machen.

Einfach TUN ☺

Susanne Berger

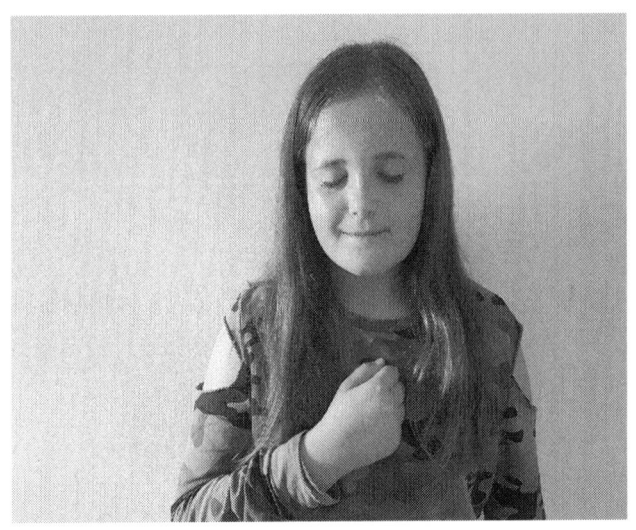
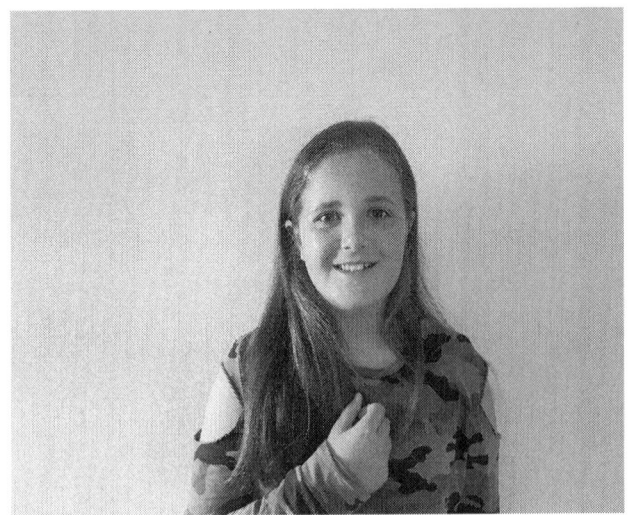

So wie Christian (Beispiel Schwitzen) als Hausübung dieses Thymusklopfen mit zusätzlichen Worten an sein Inneres Kind ergänzte, so kannst Du hier auch positive Affirmationen während des Klopfens wiederholen, wie z. B.

Ich bin sicher
oder
Ich schaffe es
oder
Jetzt geht's los

usw.

WORTE VON KLIENTEN

SCHLAF KINDLEIN, SCHLAF DOCH ENDLICH

Liebe Susanne Berger!

Heute ist es einmal Zeit, danke zu sagen.
Voller Freude möchte ich Dir von meinen Erfolgen berichten. Das Schlimmste war für mich stets die Angst meiner Tochter vor dem Einschlafen, denn dieses Thema war auch sehr präsent in meiner Kindheit. Immer das gleiche Spiel jeden Abend in unserem Haus:
Wenn Lena sagte, dass sie Angst vor dem Einschlafen hat und dann auch noch zu weinen begann, dann war ich selber ganz erstarrt. Es war ein Teufelskreislauf. Ich wollte und konnte es nicht hören und versuchte es ihr schön zu reden.
„Lena schlaf einfach, denk nicht an die Angst, sei stark" usw.

Wenn sie dann nicht aufhörte und es noch ärger wurde, bin ich aus ihrem Zimmer gegangen und habe sie beschimpft und sie hat dann noch mehr geweint.

Je größer ihre Angst wurde, umso größer wurde meine Anspannung, weil ich wieder mit dieser Ohnmacht, dieser Hilflosigkeit konfrontiert war, die mich seit meiner Kindheit begleitet.

Nach den ersten Sitzungen bei Dir kannte ich das Klopfen am Thymus ja schon.
Da ging es damals um meine Unsicherheit, die ich als Hausübung zu klopfen hatte und es half mir sichtlich. Ich merkte mit jedem Mal klopfen, dass Schicht für Schicht abgetragen wurde und selbst in den stärksten Stress-Situationen wurde meine Unsicherheit durch das Klopfen leichter.
Zurück zu Lena:
Es war wieder so ein Abend, ich war erledigt vom Büro und der Arbeit im Haushalt. Da gerade Vollmond war, kamen mir die Kinder noch aufgekratzter als sonst vor. Ich zählte im Countdown herunter wie lange es noch dauern würde, bis sie im Bett lagen und endlich Ruhe im Haus war.

Unsere beiden Jüngsten schliefen relativ schnell ein. Als ich zu Lena ins Zimmer kam, saß sie schon wieder da, mit „ihrer Angst" …
„Das kann doch nicht wahr sein! Was soll das schon wieder?" brüllte ich sie an.
Ich kochte innerlich und verließ wieder einmal im Streit Lenas Zimmer, weil ich es einfach nicht mehr aushielt und selbst damit überfordert war.
Als ich Richtung Küche ging, „blinzelten" Dein Mann und Du mich von Eurer Visitenkarte, die auf unserem Memobrett hängt, im wahrsten Sinne des Wortes, an.

Mir war zum Lachen und Heulen zugleich, jedoch wusste ich jetzt was zu tun war:
Vergiss den Vollmond und sonstige Ausreden! Ich holte meine Klopf-Hausübung heraus und ging zu Lena ins Zimmer, die mittlerweile ganz verweint war. Sie war sichtlich überrascht, dass ich wieder da war, wischte sich ihre Tränen ab und wartete was nun kommen sollte.

Ich sagte Lena, dass mein Gefühl „Frau Unsicherheit" heißt und ihres „Frau Angst", und dass ich ein Programm habe, um diese ungebetenen Gäste kleiner zu machen und dass man das bei jedem Gefühl machen kann und, wenn sie will, könnten wir das gleich gemeinsam tun.

Lena war so dankbar und ich war in dem Moment so stark, ein tolles Gefühl. Sollte diese Klopferei (wie ich es immer nenne, wenn ich grantig auf Gott und die Welt bin) nichts helfen, dann habe ich dennoch gewonnen.

Dieses unsagbar starke Gefühl, dass ich in dieser Situation noch nie hatte, HIER zu sein, präsent zu sein, bei meinem Kind zu bleiben und nicht wie sonst zu flüchten und in andere Räume wegzulaufen, war unbeschreiblich. Alleine dafür bin ich schon dankbar, Dir liebe Susanne und mir selbst auch, dass ich dran geblieben bin und überhaupt einmal die Initiative ergriffen habe und mich klopfen getraut habe.
Ich habe nicht viel nachgedacht, sondern handelte aus Intuition heraus. Einfach das Gefühl benennen und dann haben Lena und ich einfach rund um den Thymus geklopft und unseren Energiepegel gehoben.
Die Krönung kommt aber noch: „Frau Angst" von meiner Tochter Lena schrumpfte von einer Größe von über zwei Metern zu einem „kleinen Angstmädchen". Mit diesem Mädchen

beschloss Lena, wollte sie zuerst einmal spielen und schlief danach sofort ein.

Danke für alles!
Marlene M.

Wo Rauch ist, war auch einmal Feuer

Und da stand ich wieder,
und war binnen Sekunden zurückversetzt
in diese fürchterliche Kindheit,
mit dieser selben Hoffnungslosigkeit,
keine Hilfe zu bekommen,
keine Stimme zu haben
und alleine zu sein.

Aber etwas war anders.

ICH war da.
ICH war für mich da.
Ein Teil meines ICHs zumindest
Mein erwachsenes ICH,
es würde nicht mehr zuschauen.

Wie viele Jahre habe ich mich schuldig gefühlt?
Wie viele Jahre habe ich an mir gezweifelt?
immer und immer wieder,
an den Gedanken und den Bildern,
die in mir hochgekommen sind.

Immer wieder diese Träume,
immer wieder diese Ängste wenn sich ein Mann näherte,

immer wieder die gleichen Bilder,
ich konnte keine klaren Zusammenhänge herstellen,
war verwirrt.

Immer wieder diese Ohnmachtsgefühle,
wenn ich ihn gesehen habe,
immer wieder dieser Schauer, der mir jedes Mal über den Rücken lief,
immer wieder dieser Ekel, wenn er in meiner Nähe stand
oder ich ihn schon von weitem roch.
Immer wieder das gleiche Spiel.

Was war bloß los mit mir?
Nein, das kann nicht sein!
Ich muss verrückt sein, ganz sicher sogar.
Warum hatte ich dann all diese Probleme?
Warum wollte ich nur sterben,
wenn doch eh nichts passiert war?
Wenn doch eh alles nur Einbildung war?
Vielleicht war ich verrückt?

War ich es, die Schuld war an dem Ganzen?
Wahrscheinlich habe ich mir das nur ausgedacht?

Aber warum sollte ich mir so etwas ausdenken?
Warum habe ich mir keine schönen Geschichten ausgedacht?

(anonym)

Liebe Susanne Berger,
Wenn ich zu Dir komme, dann komme ich immer zu zweit.
Die perfekte taffe Geschäftsfrau, die alle kennen und die jeder bewundert,
und mein verletztes manchmal auch trotziges kleines Kind, das nur Du kennst.
Du und ICH.
Es macht mir manchmal selber Angst, weil es noch so viel Wut und Hass in sich trägt.
Es ist ein Weg, den die Große und die Kleine in mir, mit Deiner Unterstützung gehen dürfen und wer weiß, irgendwann wird auch die Welt nicht nur meine Fassade, sondern mein wahres ICH kennen.
Aber bis dahin ist noch Zeit.
Danke, dass Du mich dorthin begleitest.
B.B.

Liebe Susanne,
heute sage ich Dir DANKE.
Wofür? Als ich damals das erste Mal bei Dir war, dachte ich mir noch nicht viel dabei.
Seither hat sich jedoch mein Leben total verändert. Ich kann Dir gar nicht beschreiben, wie dankbar ich dafür bin. Deine Ausstrahlung, die Begeisterung für Deine Arbeit und das Handwerk der Kinesiologie haben mich von Beginn an fasziniert.
Zuerst hieß es, dass ich keine Kinder bekommen kann und nun halte ich unsere Tochter im Arm ...
Vielen herzlichen Dank!
Daniela

Liebe Susanne,
ich bin sehr dankbar für all die großartige Unterstützung, die ich durch Dich und Dein Team bekommen durfte. Es gibt keine Worte dafür, was ich empfinde,
in tiefer Dankbarkeit.
Barbara

Liebe Susanne,
Ich danke dir vom ganzen Herzen für Deine Hilfe bei meinem letzten Besuch. Es war ganz schön heftig. Auch die Tage danach hatte ich noch damit zu tun. Mir geht es wieder viel besser. Eine Folge davon ist, dass ich wieder mehr mit mir selbst im Kontakt bin, mich besser spüren kann.
Ein wunderschönes Gefühl. Ich möchte Dich nun wieder um einen neuen Termin bitten, um dranzubleiben und weiterzumachen bei dem, was ansteht in meinem Leben.
Es ist jedes Mal ein Geschenk – wenn ich zu Dir komme.
Dankeschön!
Martina

Liebe Susanne.
Danke, dass Du mir immer den Raum und vor allem auch die Zeit gibst um mich zu öffnen, mir selbst zu begegnen und wieder ganz ankommen zu dürfen.
Karin

Man wird nicht alt,
weil man eine gewisse Anzahl Jahre gelebt hat.
Man wird alt, wenn man seine Ideale aufgibt.
Die Jahre zeichnen zwar die Haut,
Ideale aufgeben, zeichnet die Seele.

(Marc Aurel)

TREFFERLISTE

Was hat Dich berührt?
Was hat Dich bewegt?
Was wurde Dir bewusst?
Welches Zitat hat Dir besonders gut gefallen?

TREFFERLISTE

Was hat Dich berührt?
Was hat Dich bewegt?
Was wurde Dir bewusst?
Welches Zitat hat Dir besonders gut gefallen?

TREFFERLISTE

Was hat Dich berührt?
Was hat Dich bewegt?
Was wurde Dir bewusst?
Welches Zitat hat Dir besonders gut gefallen?

TREFFERLISTE

Was hat Dich berührt?
Was hat Dich bewegt?
Was wurde Dir bewusst?
Welches Zitat hat Dir besonders gut gefallen?

Quellen:
Endlich frei! Mit EFT, Erich Keller allegria Verlag
Lehrbuch der Psychokinesiologie – Dr Klinghardt, Bauer-Verlag
„Was ist nur los mit mir?" – Dr. Ilse Kutschera, Kösel Verlag, 2002 München
„Begegnungen mit dem Inneren Kind", Michael Mary, Nordholt-Verlag
Wege Zeitschrift 4/10 Artikel von Mag. Claudia Traint
„Der verlorene Zwilling", Evelyne Steinemann, Kösel Verlag
„Die Heilung des Inneren Kindes"-Susanne Hühn Schirner Verlag
„All-ent-steig", Dr.Manfred Greisinger
„Grundrechte-ein Manifest", Gedichte von Ulrich Schaffer, Kreuz Verlag
„Freiheit im Blut", Gedichte von Rupert Federsel, Weishaupt-Verlag
Buchmentor Tom Oberbichler – www.be-wonderful.com

Hat dir das Buch gefallen?
Dann freue ich mich über eine Bewertung von dir
bei Amazon, egal wo du das Buch gekauft hast.

Vielen Dank!

Printed in Poland
by Amazon Fulfillment
Poland Sp. z o.o., Wrocław